행복한 고령사회를 위한
공공보건의료 분야의 역할과 과제

행복한 100세 시대

행복한 고령사회를 위한
공공보건의료 분야의 역할과 과제

행복한 100세 시대

강은애 · 김기웅 · 김동섭 · 김동현 · 김주성
박상철 · 서정주 · 유형준 · 이윤경 · 이정아
임준 · 정용진 · 정진영 · 황세희

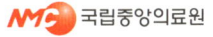 국립중앙의료원

책을 펴내며
행복한 100세 시대를 희망하며

국립중앙의료원 원장 정기현

　　100세 시대가 열리고 있습니다. 그간 동서고금을 막론하고 장수長壽는 축복의 상징이었습니다. 실제 70년 전인 1940년대 우리나라 사람들의 평균 수명은 45세였고(조선통계시보), 통계청 발표를 보더라도 1960년 남자 51세·여자 54세, 1980년 남자 58.6세·여자 65.5세에 불과했습니다. 당연히 환갑을 맞이한 어르신은 부러움의 대상으로 마을 규모의 잔치를 벌일 정도였습니다.

　　그런데 눈부신 경제 발전과 의료 발달 덕분에 평균 수명은 급속히 증가해 2017년 현재 남자 79.7세·여자 85.7세가 되었고, 전체 인구에서 65세 이상 인구가 차지하는 비율도 14%를 넘어 고령사회로 진입했습니다. 이제 7년 후인 2026년에는 65세 이상이 인구의 20%를 넘겨 초고령사회에 들어설 것입니다. 세계보건기구(WHO)는 2030년에 출생하는 우리나라 어린이는 90세 이상을 살 것으로 예측한 바 있습니다.

　　이런 사회적 변화를 반영하듯 대법원은 지난 2월 육체노동자의 '노동 가동 연한(노동에 종사해 수익을 얻을 것으로 예상되는 연령의 상한)'을 기존의 60세(1989년 개정)에서 65세로 올려야 한다는 판결을 내린 바 있습니다. 평균 수명이 늘어난 만큼 65세가 될 때까지는 현직에서 일을 하면서 살아야 한다는 사실을 법적으로도 인정한 결과라 할 수 있습니다.

이제 우리 사회에서 장수는 소수가 누리는 축복이 아니라 국민 누구에게나 주어진 현실이 되었습니다. 장수 사회에서 행복한 삶을 누리기 위해선 노후에도 건강을 최대한 유지하는 것이 가장 중요합니다. 건강한 몸으로 사회의 독립된 일원으로 살 수 있어야 인간의 존엄성을 최대한 유지할 수 있기 때문입니다. 하지만 안타깝게도 평균 수명 증가와 달리, 건강한 상태로 사는 건강수명은 그다지 길어지지 않아 2016년 기준 한국인의 기대수명은 여성 85.4세·남성 79.3세이지만 건강수명은 여성 65.4세·남성 64.7세에 불과합니다. 건강수명과 기대수명 사이의 간극이 넓다는 것은 노후에 병을 앓으면서 사는 유병有病 기간이 길어졌다는 것을 의미합니다.

통상 노년기에는 노화와 더불어 모든 장기의 기능이 떨어지기 때문에 여러 가지 질병에 취약한 상태가 되기 쉽습니다. 심장병·고혈압·뇌졸중·당뇨병·관절염 등 각종 만성병과 다양한 종류의 암 등은 모두 노후에 빈발하는 질환들입니다. 특히 뇌 기능 손상으로 초래되는 치매는 고령화와 더불어 날로 증가해 2018년 현재 환자 수는 75만 명으로 65세 이상 노인 인구의 10%를 넘어섰습니다. 따라서 길어진 노후를 행복하게 지내려면 하루라도 빨리 심신 건강을 잘 관리해 건강수명을 증가시키는 노력을 기울여야 합니다.

다행히 지금 우리 사회는 건강관리를 당사자인 개인뿐 아니라 국가가 함께 노력해 나가고 있습니다. 대한민국 헌법을 통해(제10조, 제34조 등) 국민의 '건강권'을 포괄적으로 보장하고 있기 때문입니다. 특히 현 정부는 가장 두려운 노년기 질병인 치매의 경우, 2017년 6월 2일 추가경정예산에 치매 관련 예산을 2,000억 원 반영해 '치매 국가책임제'를 실시하겠다고 밝힌 바 있습니다.

이 책은 인생의 후반기인 노년기를 건강하고 행복하게 보내기 위해 전문가의 눈을 통해 개인과 국가가 특히 질병 예방을 위해 나아가야 할 구체적인 방향을 알아보고자 하였습니다. 예컨대 고혈압·당뇨병·성인 심장병 등의 만성병만 하더라도 대부분 질병 예방을 위해 건강한 습관을 생활화하는 것만으로도 피할 수 있기 때문입니다.

책의 초반부에서는 우리 사회 노인의 삶을 돌아보고 명암을 조명하였으며, 이후에는 신체의 주요 장기별로 건강수명을 증진시키기 위한 실천 방법을 알아보았습니다. 또한 국가가 국민의 건강관리 수준을 높이는 예방 대책을 활성화하고 과학적 근거를 가진 건강 프로그램을 보급하기 위해 공공보건의료 분야에서는 어떤 제도적 개선안이 필요한지를 제시하였으며, 눈앞으로 다가온 4차 산업혁명 시대가 고령사회에 미칠 영향도 예측해 보았습니다.

이처럼 주옥같은 내용들을 한 권의 책에 담을 수 있었던 것은 보건의료 분야에서 오랜 세월 노력해 온 여러 전문가들이 본인들의 귀한 경험과 지식을 기부해 주신 덕분입니다. 책의 발행인으로서 재능기부를 아끼지 않으신 모든 저자분들에게 경의를 표합니다.

이제 7년 후면 국민 다섯 명 중 한 명이 노인이 되는 초고령사회가 시작됩니다. 이 책의 출간을 계기로 우리 사회 구성원 개개인은 물론, 보건의료 분야 전문가들이 한마음으로 대한민국의 건강수명을 늘리는 데 보다 구체적인 실천 방안을 모색하기를 희망합니다. 건강수명 증가야말로 가파르게 증가하는 노인층 의료비 지출 증가 속도를 줄이고 지속 가능한 의료제도를 정착시키는 지름길이라 믿기 때문입니다. 길어진 수명 못지않게 건강하고 보람된 노후가 보장되는 미래를 기대하면서, 다시 한 번 출간을 위해 애써 주신 모든 분들에게 감사의 인사를 올립니다.

2019년 5월 30일
정기현

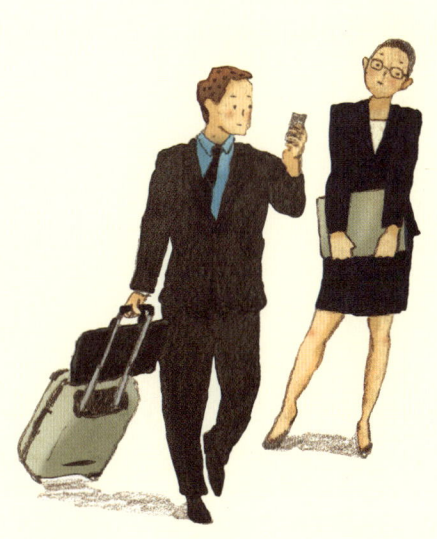

차례

책을 펴내며
행복한 100세 시대를 희망하며 · 정기현   4

1. 한국 노인의 삶: 과거, 현재 그리고 미래 · 이윤경   10
2. 건강지표로 본 한국 노인의 건강 수준 · 김동현, 정진영   30
3. 생명의 맥인 튼튼 혈관 유지하기 · 서정주   52
4. 독성물질 처리하는 간 건강 지키기 · 정용진   70
5. 행복한 삶을 위해서는 장 건강이 필수 · 김주성, 강은애   88
6. 삶의 윤활유인 호르몬 관리 · 유형준   106
7. 100세까지 총명하게 하는 뇌 건강법 · 김기웅   126
8. 미국 백세인들의 건강 100세를 향한 삶 · 황세희   142
9. 한국 백세인의 삶, 현재와 미래 · 박상철   154
10. 건강수명 증대를 위한 공공보건의료 분야의 정책 방안 · 임준   184
11. 4차 산업혁명과 미래의 고령사회 · 이정아   206
12. 100세 장수 시대와 노인 빈곤의 역설 · 김동섭   222

1.

한국 노인의 삶:
과거, 현재 그리고 미래

지난 20년간 노인의 삶에서 가장 스펙터클한 변화를 가져온 것은 노인이 함께 살고 있는 가족, 가구의 형태이다. 가까운 미래에 베이비붐 세대가 노인이 될 것이며, 이들은 지금 노인 세대보다 적극적이며 활동적인 노년을 위해 노력할 것으로 기대된다. 국민 개개인이 노후를 위해 경제적인 것은 물론 건강, 인간관계, 노후 여가 및 사회 참여 등을 준비하며 활발하게 일상 활동을 해야 할 것이다. 또한 사회와 국가가 함께 노인의 행복을 위해 공동체적 책임을 갖고 노력해 나가야 할 것이다.

한국 노인의 삶:
과거, 현재 그리고 미래

한국보건사회연구원 인구정책연구실장 이윤경

작년 서점가에서는 『82년생 김지영』이라는 책이 크게 유행하였다. 1982년생 김지영은 한국에서 30대 중반의 여자로, 엄마로, 그리고 아내와 며느리로 살아왔던 모습을 그려 많은 동년배로부터 공감을 얻은 책이다. 82년에 김지영이 있다면, 37년에는 김영자가 있고, 53년에는 김영수가 있다. 1950년에 가장 많은 남자 이름은 '영수'이고, 1940년대 가장 많은 여자 이름은 '영자'라고 한다.

1937년생 '김영자(여성)' 어르신은 1999년 노인 세대에 편입하여 약 20년간 '노인'으로 살았으며, 약 4년을 더 노인으로 살아갈 예정이다. 1953년생 '김영수(남성)' 어르신은 올해 65세를 맞아 노인 대열에 합류했으며, 앞으로 약 18년을 노인으로 살아갈 예정이다.[1]

김영자 어르신은 일제강점기에 태어나 해방과 전쟁을 겪고, 우리나라의 경제 발전 과정을 몸소 체험하였을 것이며, 또한 부모와 조부

---

[1] 통계청 통계포털의 연령별 기대여명을 보면 2017년 기준 1937년생의 여자는 향후 약 4년의 기대여명이 있으며, 1953년생 남자는 18년의 기대여명이 있다(통계청 통계포털 kosis.kr).

모와 함께 살거나 부양했을 것이다. 하지만 지금 본인은 과거의 부모 세대와는 다른 노년기를 보내고 있을 가능성이 높다. 1953년생 김영수 어르신 또한 과거 부모 세대 노인과는 다른 모습의 노인의 삶을 기대 또는 걱정하며 아직까지 '노인', '어르신'이라는 부름을 어색해 할 것이다.

우리 사회는 경제 발전과 민주화 과정의 급속한 변화만큼이나 인구 구조와 사회문화적 가치관, 생활 형태가 급격히 변화하고 있다. 지금으로부터 20년 전인 1999년 전체 인구 중 65세 이상 인구 비중은 7%였으나, 2019년에는 14%를 넘었으며, 2025년 20%, 2036년 30%, 2051년에는 40%를 초과할 전망이다(통계청, 장래인구특별추계: 2017~2067, 2019년 3월 28일 보도자료). 또한 기대수명은 1999년 75.5세에서 2009년 80.0세, 2019년 83.0세로 증가하여 지난 20년간 약 8년이 증가하였으며, 2050년에는 88.2세까지 증가할 것으로 예상되고 있다(국가통계포털, 장래 기대수명, 2019년 3월 20일 발췌). 경제 발전과 함께 복지 수준 향상은 노인의 삶에도 많은 영향을 미치면서 노인의 가구 형태, 건강, 보호 방식 등에 변화를 보이고 있다.

이 글에서는 한국에서 노인 세대의 변화하는 삶의 모습을 살펴보고[2] 미래 노인의 모습을 전망해 보고자 한다.

---

2. 노인의 변화 모습은 보건복지부에서 3년마다 실시하는 '노인실태조사' 자료를 중심으로 파악하고자 한다. 본문에서 별도의 자료에 대한 제시가 없는 경우 이는 해당 연도의 노인실태조사 자료이다.

1. 노인의 가구 형태 변화와 미래 전망

지난 20년간 노인의 삶에서 가장 스펙터클한 변화를 가져온 것은 노인이 함께 살고 있는 가족, 가구의 형태이다. '누구와 함께 살고 있는가'라는 가구 형태는 노인의 생활(경제) 상태와 돌봄의 형태를 비롯하여 생활 전반의 변화를 초래하게 된다. 1998년 노인의 절반은 자녀와 함께 거주하였지만, 2017년에는 노인 4명 중 3명은 혼자 또는 노인 부부만이 거주하는 형태로 변화하였다. 노인의 가구 형태는 2008년까지 급격한 변화를 보이다가 그 이후 비교적 안정적 모습을 보이고 있다. 노인의 절반가량은 노인 부부만이 거주하며, 자녀와 동거하는 비율은 20%대로 감소하였고 2017년에는 23.7%로 조금씩 감소하고 있다. 노인 가구 형태의 또 하나 주목할 만한 특성은 혼자 사는 노인의 증가이다. 혼자 사는 노인의 비중은 1998년 17.9%에서 2017년 23.6%로 꾸준히 증가하고 있다.

과거 대부분의 장남은 혼인 이후에 부모를 모시고 사는 것을 당연시하였으며, 1970년대 이후 급격히 진행된 청년층의 도시 이주로 당장 부모를 모시지 못할지라도 부모가 건강이 악화되어 수발을 해야 할 경우 부모가 도시로 이동하여 자녀와 합가하는 것이 일반적이었다. 하지만 최근의 가구 형태는 자녀는 학업, 취업, 혼인 등을 계기로 분가를 하고, 노인 부부가 함께 살다가 둘 중 한 명이 사망하면 혼자서 거주하는 것이 일반적인 모습으로 자리 잡고 있다. 따라서 주변에 노부모를 모시고 함께 거주하는 집은 찾아보기 어려울 정도로 감소하는 형태를 보이고 있다.

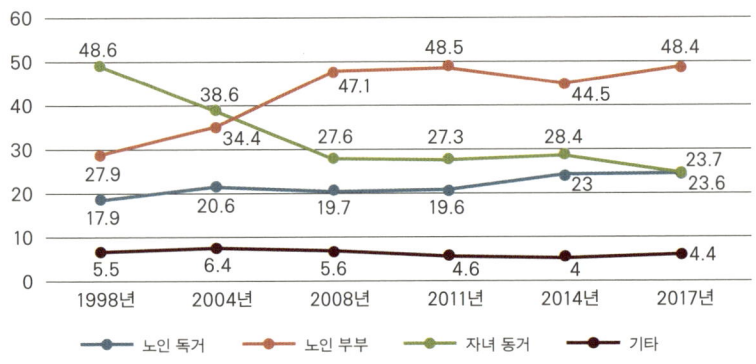

자료: 보건복지부·한국보건사회연구원. 노인실태조사 각 연도

　과거 노인의 건강 악화는 노인의 가구 형태를 변화시키는 주요한 요인이었다. 하지만 최근에는 돌봄이 필요한 상태가 되었을 때 자녀와 함께 거주하는 것을 선택하기보다는 본인의 집에서 노인장기요양보험이 제공하는 방문요양 및 주간보호 등을 이용하거나, 요양시설을 이용하는 비율이 크게 증가하고 있다. 또한 의료시설인 요양병원을 돌봄의 공간으로 활용하는 비율도 높게 나타난다. 2017년 노인장기요양보험 통계에 의하면 요양시설을 이용한 노인은 약 2.8%이며(국민건강보험공단, 2018), 요양병원에 입원 중인 노인은 전체 노인 중 2.7%이다(이규식 외, 2017).

　노인 돌봄의 형태와 노인의 가구 형태 변화를 종합적으로 생각해 보면, 노인의 건강 악화로 돌봄이 필요할 때 과거에는 자녀와의 합가가 이루어졌다면, 최근에는 요양 서비스와 요양병원 등의 장기요양과 의료 서비스를 이용하는 모습으로 변화하고 있다.

노인의 주거와 돌봄 형태의 변화는 미래에도 계속적으로 유지될 것으로 보인다. 자녀가 성인기가 되면서 분가한 이후 노인 부부 가구 → 노인 1인 가구 → 요양시설(요양병원)로의 이동이 일반화될 것이며, 특히 삶의 과정에서 결혼과 출산이 과거보다 자유로운 선택이 되는 사회적 변화에 따라 미혼, 무자녀의 노인이 증가하여 1인 가구의 노인 비중은 더 높아질 것으로 예상된다.

2. 노인의 사회활동 변화와 미래 전망

최근 사회 곳곳에서 노년기 활동적 노후(Active aging)를 보내기 위해 열심히 노력하는 어르신들의 모습을 보는 것은 어렵지 않다. 스포츠나 산책, 친목모임, 사회봉사활동, 여행 등의 다양한 활동을 하고 있는 것으로 나타난다. 2017년 조사 결과에 의하면 노인의 여가 활동은 산책(27.5%), 스포츠 참여(16.6%), 화초 텃밭 가꾸기(12.0%)를 많이 하며, 1년간 여행 경험은 33.8%이고, 친목단체 활동 45.6%, 동호회는 4.4%로 나타났다. 또한 평생교육에 참여한 비율이 12.9%이며, 노인의 3.9%가 자원봉사활동에 참여하고 있는 것으로 나타났다. 많은 노인이 다양한 여가 활동과 적극적 사회 참여를 위한 노력을 하고 있는 것으로 드러났다.

그런데 과거와 달리 노인의 활동 장소는 변화하는 모습을 보인다. 경로당을 중심으로 하는 노년기 모습은 감소하여, 2008년에는 46.9%가 경로당을 이용하였으나 2017년에는 23.0%로 절반으로 줄었다. 노인이 다양한 활동을 하고 있음을 볼 때, 앞으로는 경로당보다 노인복지관이나 문화센터, 평생교육기관 등의 다양한 여가 문화와 사회 참여를 할 수 있는 장소의 이용이 더 늘어날 것이다.

노인의 사회활동이 평생교육 참여와 자원봉사 참여, 적극적인 단체 활동, 다양한 여가 문화로 확대되는 것은 기대수명 증가로 노년기의 중요성이 높아지고, 활동적 노후에 대한 욕구가 증가하였기 때문이다. 높아진 노인층의 교육 수준으로 인해 여가 문화와 사회활동에 대한 수요가 증가한 것이 그 원인으로 해석된다.

노인의 학력 수준은 전반적으로 향상되었는데, 20년 전 노인의 65.4%는 학교를 다니지 않은 무학이며, 36.7%는 글자를 모르는 낮은 학력이었으나, 2017년에는 노인의 7.7%만이 글자를 모르는 것으로 나타났으며, 무학의 비율은 24.3%로 20년 전과 비교할 때 3분의 1 수준으로 낮아졌다. 또한 고등학교 이상의 학력을 갖춘 노인의 비중은 24.8%로 크게 증가한 것으로 나타났다.

이와 같은 노인 세대의 학력 향상은 한국전쟁 이후 출생한 1955년부터 1963년까지의 베이비붐 세대가 노인 세대로 편입하면서 다시 한 번 크게 향상될 것으로 기대된다. 특히 베이비붐 세대의 경우 1970년대 이후 급격한 경제 발전과 정치적 민주화를 청년기와 장년기에 경험한 세대로 이들의 노년기 사회 참여와 활동은 더욱더 적극적으로 이루어질 것으로 기대된다.

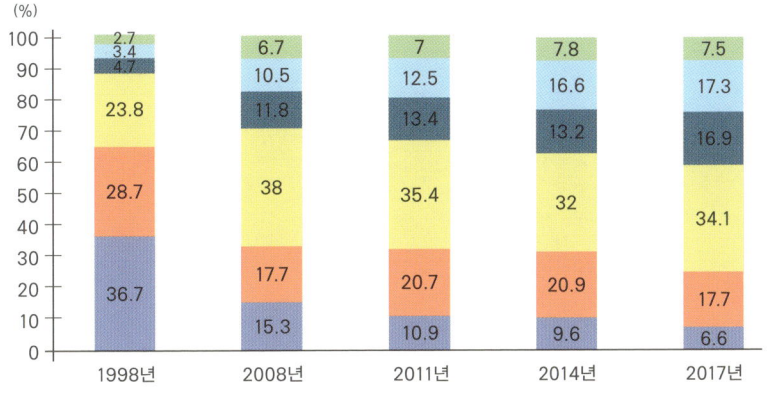

자료: 보건복지부·한국보건사회연구원. 노인실태조사 각 연도

3. 노인의 건강과 실천 변화

우리나라 국민은 건강하게 오래 살기를 희망한다. 그런데 지난 수십 년간 국민의 기대수명은 꾸준히 증가하여 2016년 82.4세로 길어졌으나, 질병과 장애 기간을 제외한 수명인 건강수명은 그에 미치지 못하고 있다. 2000년 기대수명과 건강수명의 차이는 7.9세였으나, 2016년에는 9.4세로 증가하였다. 즉, 국민은 무병장수를 희망하지만, 실제로는 유병장수가 이루어지고 있는 것이다.

노년기의 질환 상태가 악화된 것은 노인실태조사 결과에서도 나타나고 있다. 노인의 평균 만성질환 수는 2008년의 1.5개에서 2017년 2.7개로 많아졌고, 3개 이상의 만성질환을 갖고 있는 노인의 비

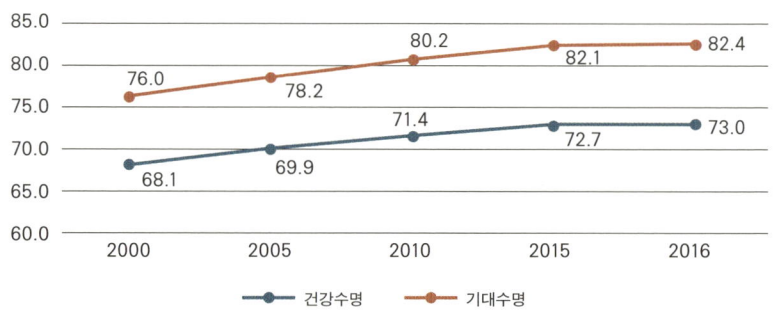

건강수명과 기대수명의 변화(2000~2016년)

자료: 통계청, KOSIS 〉 인구·가구 〉 생명표
WHO, World Health Statistics. Global Health Observatory data repository(healthy life expectancy at birth)

중도 30.7%에서 51.0%로 높아졌다. 이러한 결과는 노인 2명 중 1명은 3개 이상의 만성질환을 갖고 살아가고 있다는 뜻이다. 또한 식사하기, 세수·목욕하기, 이동하기, 대소변 조절하기 등의 일상생활 활동(Activities of Daily Living)에서 제한이 있는 비율도 노인의 약 8.7%(2017년)로 예전에 비해 다시 높아지고 있다. 일반적으로 과거 노인에 비해서 최근 노인은 건강하다고 생각하는 경향이 있으나, 이는 수명이 연장되면서 과거와 동일 연령에서의 노인을 기준으로 할 때는 더 건강하지만 노인 전체의 건강 상태는 향상되지 못한 결과로 보인다.

그렇지만 '미래에 노인 건강이 좋아질 수 있다'는 희망은 커졌는데, 이는 노인의 건강에 대한 실천율이 증가한 것으로 알 수 있다. 과거에 비해 최근 들어 노인의 흡연율과 과음주율은 감소하고 있으며, 운동실천율과 건강검진 수진율은 증가하는 것으로 나타났다. 노인

중 흡연율은 13.6%(2008)에서 10.2%(2017)으로 감소하였으며, 과음주율은 2011년의 13.4%에서 2017년 10.6%로 낮아졌다. 또한 운동실천율은 2011년의 50.3%에서 2017년 68.0%로 높아졌고, 건강검진 수진율 또한 2008년의 72.9%에서 2017년 82.9%로 높아지고 있다.

노인(65세 이상)의 건강·기능 상태 및 건강 행위(2008~2017년)

구분	2008년	2011년	2014년	2017년
의사 진단 복합(3개 이상)이환율 (평균 질병 수)	30.7 (1.5개)	44.3 (2.5개)	46.2 (2.6개)	51.0 (2.7개)
기능제한율(ADL[3] 제한까지 발생한 비율)	8.1	7.2	6.9	8.7
흡연율	13.6	12.6	11.9	10.2
과음주율	-	13.4	11.1	10.6
운동실천율(권장 수준 운동실천율)	-	50.3(39.1)	58.1(43.9)	68.0(48.2)
건강검진 수진율	72.9	81.6	83.9	82.9

자료: 보건복지부·한국보건사회연구원. 노인실태조사 각 연도

이와 같이 노인이 열심히 건강관리를 위해 노력하는 이유는 단순히 오래 살기보다는 건강한 노년에 대한 기대 때문이다. 최근 기대수명이 길어지면서 '노년을 어떻게 보낼 것인가'라는 주제가 심심치 않게 언론과 도서의 주요 이슈로 떠오르고 있다. 또한 노인을 연구하는 노년학에서도 활동적 노후(active aging) 또는 살던 곳에서 노후(aging in place), 죽을 때까지 인간으로서 존엄함을 유지하며 보내는

---

3. ADL(Activities of Daily Living)은 일상생활을 하면서 필요한 행위로 구성된 척도임. 옷 입기, 식사하기, 침대에서 일어나기, 의자로 옮겨 앉기, 밖으로 이동하기, 대소변 조절하기 등을 타인의 도움 없이 스스로 수행할 수 있는 정도를 파악함. 스케일이 상이하여 비교에 제한이 있음.

노후를 지향하고 있다.

노인의 존엄한 죽음에 대한 욕구도 높아 노인의 91.8%는 수명 연장을 위해 무의미하게 이루어지는 연명치료에 대해서 반대하는 것으로 나타났다. 또한 노인의 88.6%는 건강할 때 현재 집에서 거주하기

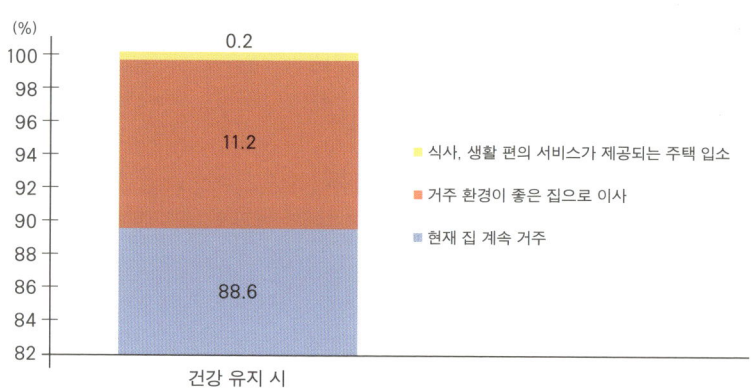

건강 유지 시 희망 거주 환경

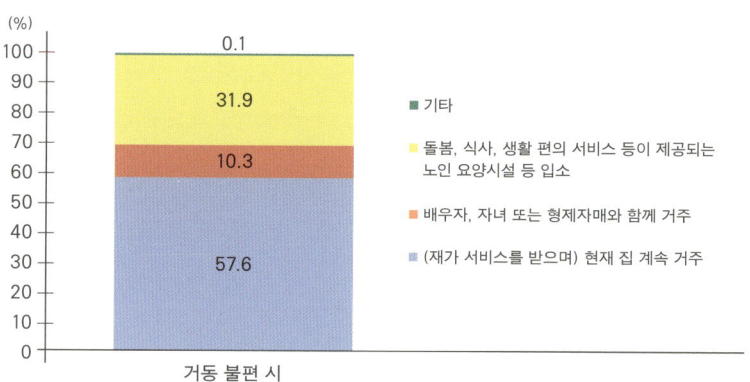

거동 불편 시 희망 거주 환경

자료: 보건복지부·한국보건사회연구원(2017), 2017년도 노인실태조사

를 원하며, 57.6%는 거동이 불편해져도 재가 서비스를 받으며 현재 집에서 계속 살기를 희망하였다.

4. 노인의 빈곤한 경제 상태와 미래 전망

우리나라의 노인 빈곤율은 전 세계적으로 악명이 높다. 2017년 노인 빈곤율은 45.7%로 OECD 국가 중 가장 높은 수준이다. 왜 우리나라 노인의 절반가량이 빈곤한 삶을 살고 있을까? 그 원인에는 급격히 변화한 노인 부양 형태가 있다. 앞서 살펴본 바와 같이 2000년대 이후 급격히 노인의 자녀 동거 가구의 비율이 감소하였으며, 이는 노인만으로 구성된 단독 가구(노인 부부 가구와 노인 1인 가구)가 증가하다 보니 건강상의 돌봄뿐 아니라 경제적 돌봄도 가족에서 이루어지지 않는 구조로 변화했기 때문이다. 지난 10년간 노인의 소득 구성 변화를 살펴보면 이와 같은 특성이 눈에 띄게 나타난다.

노인의 소득원별 구성 비율을 살펴보면, 2008년에는 노인 소득의 46.5%는 사적이전소득, 즉 가족에 의한 소득이 절반가량을 구성하며, 공적이전소득(기초연금, 국민연금 같은 공적연금)이 28.2%, 근로, 사업, 재산소득과 같이 노인이 마련한 소득의 비율은 25.2%로 나타났다. 10년 전부터 노인의 소득 구성은 급격히 변화하여, 2017년 노인 소득의 39.1%는 노인 스스로 마련한 수입이며, 36.9%는 공적이전소득, 22.0%는 사적이전소득으로 변화하였다. 특히 근로를 통한 소득의 비중은 2008년 6.5%에서 2017년 2배 늘어난 13.3%로 증가하였다.

이와 같은 변화는 노인이 자녀로부터 경제적 부양을 기대하는 것이 점차 어려워져 노인 스스로 노후의 생활을 책임져야 하는 경향으로 변화했음을 보여 주는 결과이다. 물론 지난 10년간 기초연금이 확대되고, 국민연금 등 공적연금 수급자가 증가하여 공적 노후소득보장제도가 확대되었으나 노후소득보장의 수준은 높지 않은 현실이다.

지금 우리 사회의 노인 빈곤은 가족 중심의 부양이 급격히 변화하였으나, 공적 노후소득보장체계가 그 역할을 대체하지 못하는 상태에서 노인 개개인의 노력으로 하려다 보니 노인의 빈곤 문제로 나타났다고 해석된다.

노인의 30% 내외가 근로소득을 창출하는 경제활동을 하고 있으며, 경제활동을 하는 이유 또한 생계비와 용돈을 마련하고자 하는 비율이 84.5%에 이르고 있다. 또한 노인의 근로 직종은 산업구조가

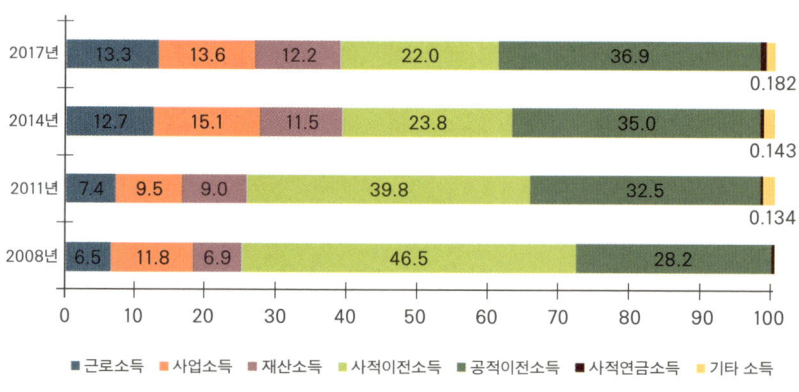

노인의 개인 소득원별 구성 비율의 변화(2008~2017년)

자료: 보건복지부·한국보건사회연구원. 노인실태조사 각 연도

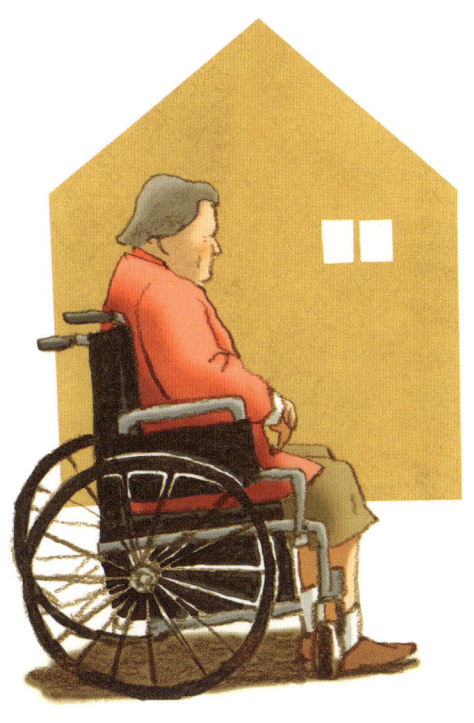

변화함에 따라 2008년 농림어업이 차지하는 비율이 60.4%였는데, 2017년에는 농림어업은 32.9%로 감소하고, 단순 노무가 40.1%로 높아졌다.

우리나라의 높은 노인 빈곤 수준은 현재의 노후소득보장체계의 혁신적 변화가 이루어지지 않는 한 크게 개선되지 않을 것이라는 암울한 전망이다. 자녀로부터 전달되는 사적이전소득의 비중은 지금보다도 더 감소할 것이며, 이를 보충할 공적이전소득의 수급 대상자는 점차 증가하겠지만 급여 수준이 높지 않을 것이다. 또한 여전히 연금에 가입하지 않은 비율이 높다는 점을 고려하면, 향후 노인 세대는 지금과 같이 경제활동을 늦게까지 유지하면서 생활하겠지만 노인 빈곤율은 여전히 높을 것으로 전망된다.

5. 노인의 암울한 삶의 마무리

앞서 살펴본 것과 같이 노인들은 건강하고 의미 있는 노후를 희망하며, 또한 존엄한 노후를 보내고 죽음의 마지막 단계에서도 존엄하기를 희망하고 있다. 하지만 우리나라의 노인은 인생을 자살로 마감하는 비율이 전 세계적으로 가장 높게 나타난다. 노인 자살률은 1990년대 서서히 증가하기 시작하여 2000년대부터 급속한 증가를 나타냈으며, 최근 들어 낮아지는 추세를 보이고 있다. 노인 자살률은 건강, 경제, 정서, 문화적 상태를 종합적으로 드러내는 대표적 지표로서 높은 자살률은 노인 세대의 현 상태를 보여 주는 결과이다.

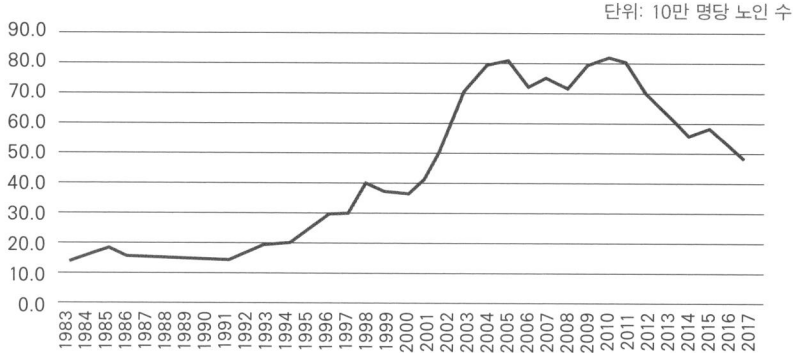

노인(65세 이상)의 자살률 변화

자료: 국가통계포털(kosis.kr), 사망 원인 통계(자살자 수)

6. 현재의 노인과 미래 세대 노인의 행복한 노년을 기원하며

우리나라의 인구 고령화와 수명의 증가는 세계에서도 가장 빠른 성장 속도를 보이고 있다. 노인 인구의 양적 증가 속도뿐 아니라 노인 세대의 특성 또한 급격히 변화를 보이다가 2010년 전후로 안정화되는 모습을 보이고 있다. 과거 노인과 최근 노인의 가장 큰 변화는 가구 형태로 보인다. 자녀 세대와 함께 거주하는 형태에서 노인 세대의 단독 가구가 일반화되는 형태로 전환되면서 노인의 삶에 많은 변화를 일으켰다. 과거 가족 내에서 이루어졌던 경제적·정서적 기능, 건강과 돌봄의 부양 기능은 점차 사회와 국가의 기능으로 전환하고 있다.

지난 10년 동안 노인에 대한 사회보장제도는 급격히 변화하여 노인장기요양보험제도와 지역의 노인돌봄 서비스가 도입되었으며, 기초연금과 노인 일자리 사업 확대를 통해 노인의 경제적 부양에서의 사회적 기능을 확대하기 위한 노력이 이루어졌다. 하지만 과거 가족을 통해 이루어지던 부양만큼 충분히 이루어지지 못하는 한계가 나타나고 있다. 앞서 살펴본 높은 노인 빈곤율과 노인 자살률은 그 한계를 보여 주는 대표적 지표이다. 2025년이 되면 노인 인구는 전체 인구의 20%를 넘어서게 될 것이며, 지금의 노인 세대가 갖는 우울한 지표가 계속된다면 우리나라 인구의 상당수가 행복하지 못한 결과를 초래할 것이다.

가까운 미래에 베이비붐 세대가 노인이 될 것이며, 이들은 지금 노인 세대보다 적극적이며 활동적인 노년을 위해 노력할 것으로 기대된다. 지금 노인 세대는 급격한 변화를 예상하지 못하고 노년을 맞이하였다면, 이들 세대는 본인의 노후에 대해 보다 많은 준비와 고민을 갖고 노후를 맞이할 것이다. 또한 사회적으로도 여러 영역에서 노인의 가구 형태 변화와 노년기에 대한 가치관의 변화는 안정세를 찾고 있다. 국민 개개인이 노후를 위해 경제적인 것은 물론 건강, 인간관계, 노후 여가 및 사회 참여 등을 준비하며 활발하게 일상 활동을 해야 할 것이다. 또한 사회와 국가가 함께 노인의 행복을 위해 공동체적 책임을 갖고 노력해 나가야 할 것이다.

참고 자료

- 국가통계포털(kosis.kr), 사망원인통계(자살자 수).
- 국가통계포털(kosis.kr), 기대수명.
- 국민건강보험공단. 2017년 노인장기요양보험 통계연보. 2018.
- 보건복지부·한국보건사회연구원. 1998년도 전국 노인생활실태 및 복지욕구조사. 1998.
- 보건복지가족부·한국리서치. 2008년 노인실태조사. 2008.
- 보건복지부·한국보건사회연구원. 2004년도 전국 노인생활실태 및 복지욕구조사. 2004.
- 보건복지부·한국보건사회연구원. 2011년도 노인실태조사. 2011.
- 보건복지부·한국보건사회연구원. 2017년도 노인실태조사. 2017.
- 통계청. 장래인구특별추계: 2017~2067. 2019년 3월 28일 보도자료.
- 한국보건사회연구원. 노인생활실태조사 1994. 1994.
- WHO, World Health Statistics. Global Health Observatory data repository(healthy life expectancy at birth).

2.

건강지표로 본
한국 노인의 건강 수준

'긴 아픈 노년'을 특징짓는 우리나라 노인 건강의 기술역학적 분포와 특성은 무엇보다 전국 차원의 노인 건강 모니터링 시스템이 구축될 필요성을 제기하고 있다. 아울러 초고령 인구의 증가에 맞물려, 노인 연령군 내 더욱 세분화된 집단에 대한 건강지표 생산이 필요하다. 이를 기반으로 지역사회에서 노인 건강을 돌볼 수 있는 지역맞춤형 노인 건강 정책 수립과 평가가 이루어져야 한다.

건강지표로 본
한국 노인의 건강 수준

한림대학교 의과대학 사회의학교실 교수 김동현
한림대학교 의과대학 임상역학연구소 연구교수 정진영

1. 들어가는 글

21세기 한국은 다른 여느 국가에 비해 매우 빠른 속도로 고령화사회(aging society)에서 고령사회(aged society)로 진행하고 있다. 이러한 인구학적 변화(demographic transition)는 우리가 일찍이 경험하지 못했던 질병 구조의 급격한 변화를 야기하고 있다. 즉, 질병 발생이 곧 사망으로 이어지기보다는 장애와 후유증을 남기는 만성 퇴행성 질환자의 수와 그 비중이 커지고 있으며, 이에 따라 보건 및 복지 정책의 근본적 전환이 요청되고 있다. 그런데 급속히 진행되는 고령사회에 대비한 정책 대안의 탐색과 모색 과정은 인구 구조와 질병 구조 변화에 관한 객관적 자료를 바탕으로 장기적 안목에서 이루어지지 못하고 국내외 동향 소개와 제도 비교의 방식에 따라 단편적으로 수행되어 왔다.

고령사회에서 증가 일로에 있는 만성질환에 대한 적절한 대처 방안을 마련하려면 우리나라 노인의 건강 실태를 분석하고 문제점을 도출하여 그 해결 방안을 모색해야 한다. 노인 건강 문제는 이제 단순한 기대수명의 연장을 넘어 '아픈 긴 노년(increase in years of unhealthy life)'에 대비되는 '건강한 노화(healthy ageing)'에 대한 학문적, 사회적, 정책적 대응을 절실히 요구하고 있다. 즉 노인의 건강 수준과 활동 제한 실태 및 건강생활 실천 수준의 파악을 통해서 바람직한 노인 건강관리체계를 제시하고, 이를 통해 지역사회에서 활동적 노년을 보장해 줄 수 있는 효율적인 고령사회 전략을 수립해야 할 것이다.

이 글에서는 우리나라 노인 건강 수준의 기술역학적 분포와 그 특성을 기대수명, 사망률, 주요 건강지표 유병률과 건강 행태, 삶의 질 등 여러 차원에서 평가해 보고, 이를 건강한 노화를 위한 적절한 관리 대책 마련의 기초 자료로 제시하고자 한다.

2. 노인 건강 수준의 기술역학적 분포

1) 기대여명, 건강수명, 노인부양비

2016년 0세의 출생아가 앞으로 생존할 것으로 기대되는 평균생존연수라 할 수 있는 기대여명은 얼마나 될까? 우리나라는 기대여명이 여자 85.4세, 남자 79.3세로, 경제협력개발기구(OECD) 평균(여자 83.2세, 남자 77.9세)보다 높고, 최고의 장수국가라 할 수 있는 일본의 수준(여자 87.1세, 남자 81.0세)에 근접하고 있다(OECD Health Statistics, 2018). 이는 2001년의 기대여명인 여자 80.0세, 남자 72.8세

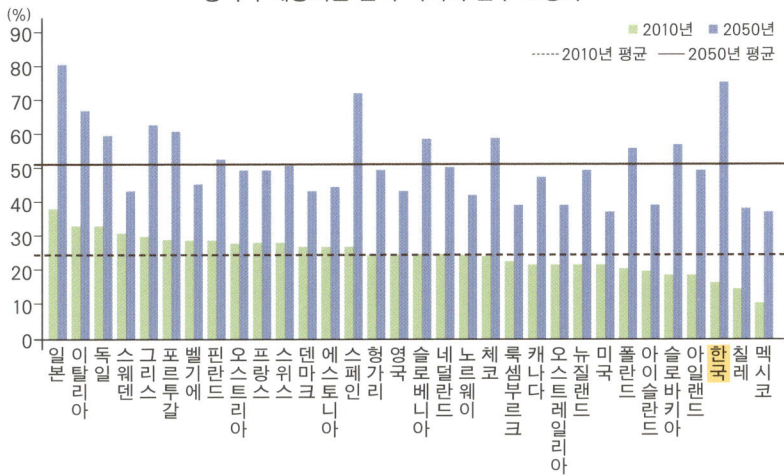

[그림 1] 가장 빠른 노인부양비(20~64세 인구 대비 65세 이상 노인 인구 비중) 증가가 예상되는 한국 사회의 인구 고령화

자료: Statistics Korea, Population Projection for Korea(2011 version) and OECD demography and population database

에 비해 여자는 5.4세, 남자는 6.5세 증가한 수치이다. 여기서 더 나아가 2030년에 출생하는 한국 여성의 기대수명은 90.8세, 한국 남성은 84.7세로, 한국 여성이 전 세계적으로 최초로 기대수명이 90세를 넘어설 것으로 예측되고 있다(Kontis et al., 2017). 이러한 노인 장수는 우리나라 보건의료 수준의 향상, 국민들의 영양 상태 양호, 건강에 대한 관심의 증가 등에 기인하는 것으로 추정된다.

그런데 장수 노인의 증가에 따라 생겨날 수 있는 노인 건강 문제는 노인 인구의 단순한 양적 팽창을 넘어 고령화 속도가 너무 빠르다는 데 문제의 심각성이 있다. 우리나라는 2000년 전체 인구의 7%가 65세 이상 노인인 고령화사회(aging society)로 접어든 이후, 2017년에는 이 비율이 14%인 고령사회(aged society)로, 2025년에는 20%

가 넘는 초고령사회로 진행될 것으로 예측된다(통계청, 2019).

이는 불과 17년 만에 고령화사회에서 고령사회로 진행한 것으로 세계에서 유례를 찾기 어려운 속도다. 프랑스는 115년, 미국은 73년이 걸렸고, 최장수 국가인 일본에서 24년 동안 일어난 사회 변화가 우리나라에서는 초단기간에 일어나고 있다. 즉, 한국 사회가 인구 고령화에 대비할 시간을 갖지 못한 채 노인문제의 쓰나미가 밀어닥치고 있는 것이다. 결과적으로 20~64세 인구 대비 65세 이상 인구가 차지하는 노인부양비가 다른 OECD 국가들에 비해 빠르게 증가하고 있는 것이다([그림 1]). 2010년 하위권에 머무르던 이 부양비가 2050년이 되면 일본 다음으로 높아져서, 생산가능인구의 노인 부양 부담이 급속도로 증가하게 된다. 최근 한국 사회의 심각한 저출산 양상은 이러한 부양 부담을 더욱 가중시킬 것으로 예상할 수 있다.

한편, 기대수명에서 질병이나 부상으로 고통받는 기간을 제외한 건강한 삶을 유지한 기간을 의미하는 건강수명은 2016년 64.9세로

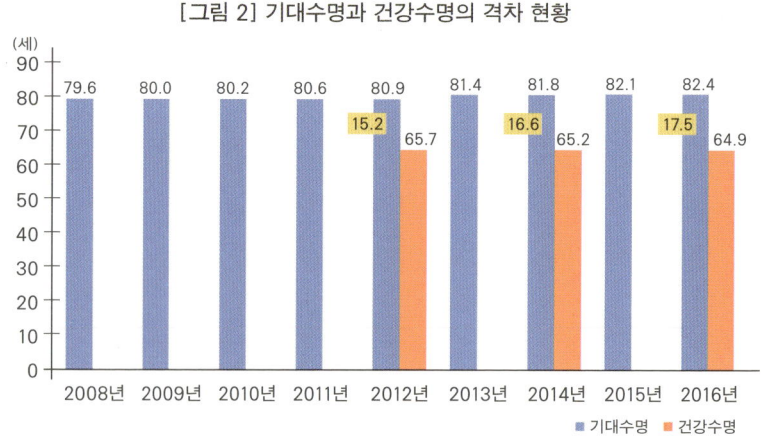

[그림 2] 기대수명과 건강수명의 격차 현황

보고되어, 기대수명과의 격차가 17.5년에 달하고 있다([그림 2]). 이 격차는 2012년에 15.2년으로 첫 보고된 이후 점점 커져 가고 있다(통계청, 2018). 기대수명과 건강수명의 큰 격차는 '급속한 고령화'와 더불어 '아픈 노년의 장기화'라는 우리나라 노인 건강 문제를 가장 특징적으로 드러내는 지표이다.

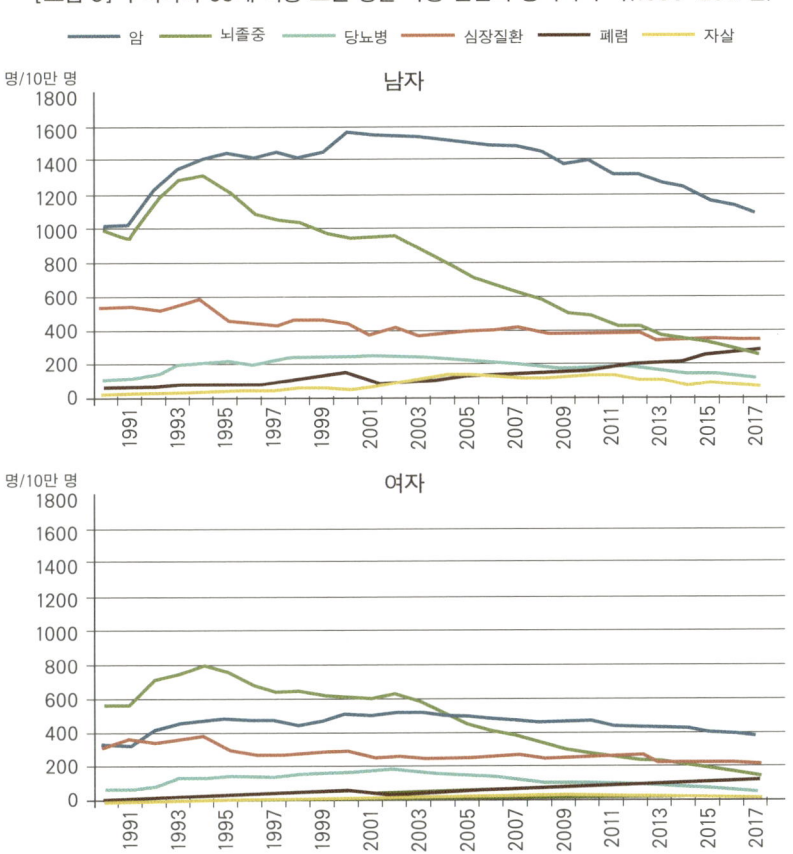

[그림 3] 우리나라 65세 이상 노인 성별 사망 원인의 경시적 추이(1990~2017년)

2) 우리나라 노인의 주요 사망 원인별 사망 수준

우리나라 노인들의 전체 사망 순위는 2017년 남자의 경우에 암, 심장질환, 폐렴, 뇌졸중, 당뇨병, 자살의 순이고, 여자의 경우에는 암, 심장질환, 뇌졸중, 폐렴, 당뇨병, 자살의 순이다([그림 3]. 통계청, 2018).

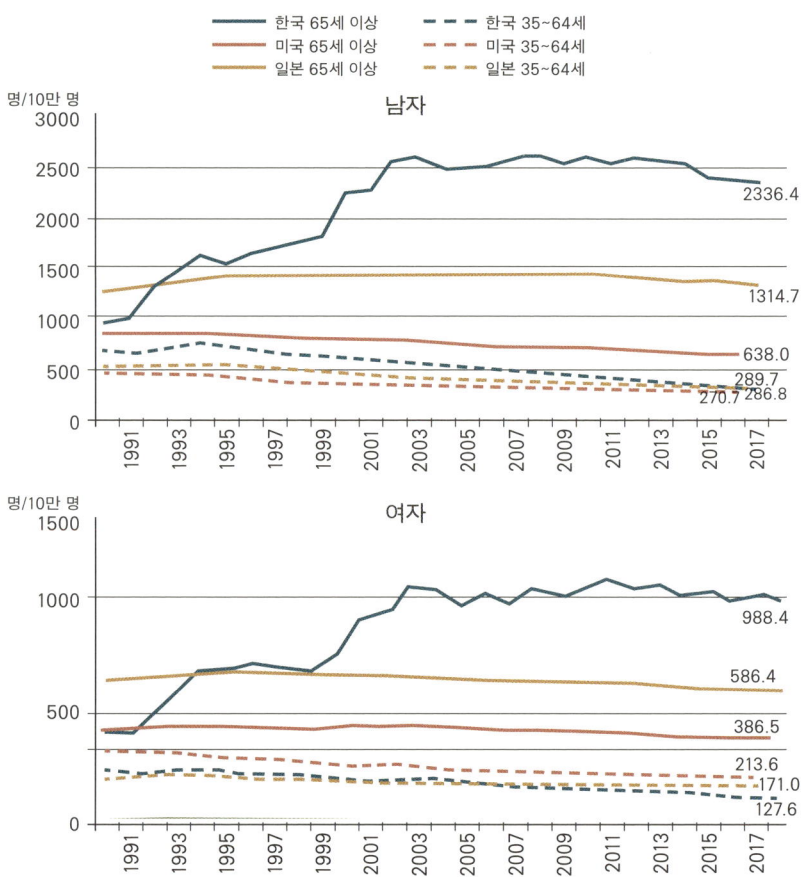

[그림 4] 국가별(한국, 미국, 일본) 연령표준화 암 사망률 비교(1990~2017년)

출처: 한국통계청(2018), 사망원인통계 / 미국 CDC / 일본 후생노동성
*OECD 2010년 인구로 연령표준화 실시

남녀 모두에서 뇌졸중으로 인한 사망률은 지난 25여 년 동안 지속적으로 감소했고, 최근 10여 년 동안 폐렴 사망의 급증이 눈에 띄게 두드러진다.

우리나라 노인의 사망 원인 1위인 암으로 인한 연령표준화사망률의 경시적 변동을 중년집단과 미국, 일본의 수준과 비교해 보면 그림과 같다([그림 4]). 한국 남자 노인의 2017년 암 사망률은 일본보다 1.8배, 미국보다 3.7배 높아, 세 나라 간에 남자 중년집단 암 사망률에 큰 차이가 거의 없다는 점과 대비된다(OECD Health Statistics, 2018). 우리나라 노인은 미국, 일본 노인과 달리, 1990년을 지나면서 2010년에 이르기까지 노인 암 사망률이 지속적으로 증가하고 있다. 한편, 여성 노인의 경우에는 이러한 국가 간 격차가 두드러지지는 않았으나, 미국과 일본 여성 노인의 암 사망률이 경시적으로 감소하는 데 비해, 우리나라 여성 노인의 암 사망률은 최근 20여 년 동안 지속적으로 증가하는 양상이 관찰되고 있다.

국가 간 연령표준화 심장질환으로 인한 사망률은 미국과 일본 남녀 노인 모두에서 꾸준히 감소한 반면, 우리나라 노인은 2000년을 기점으로 증가하는 양상이 관찰되고 있다. 여성 노인의 심장질환 사망률은 미국 여성 노인 심장질환 사망률을 상회한다([그림 5]). 또한 노인에서 뇌질환 사망률은 남녀 공히 우리나라가 가장 높으나, 감소하는 추세가 두드러진다([그림 6]).

한편, 최근 우리나라에서 사망률이 급증하고 있는 폐렴 사망률을 일본과 비교해 보면, 양국의 중년집단에서는 경시적 변동 양상이 미미한 데 반해, 한국의 남녀 노인에서의 급증이 일본의 남녀 노인에

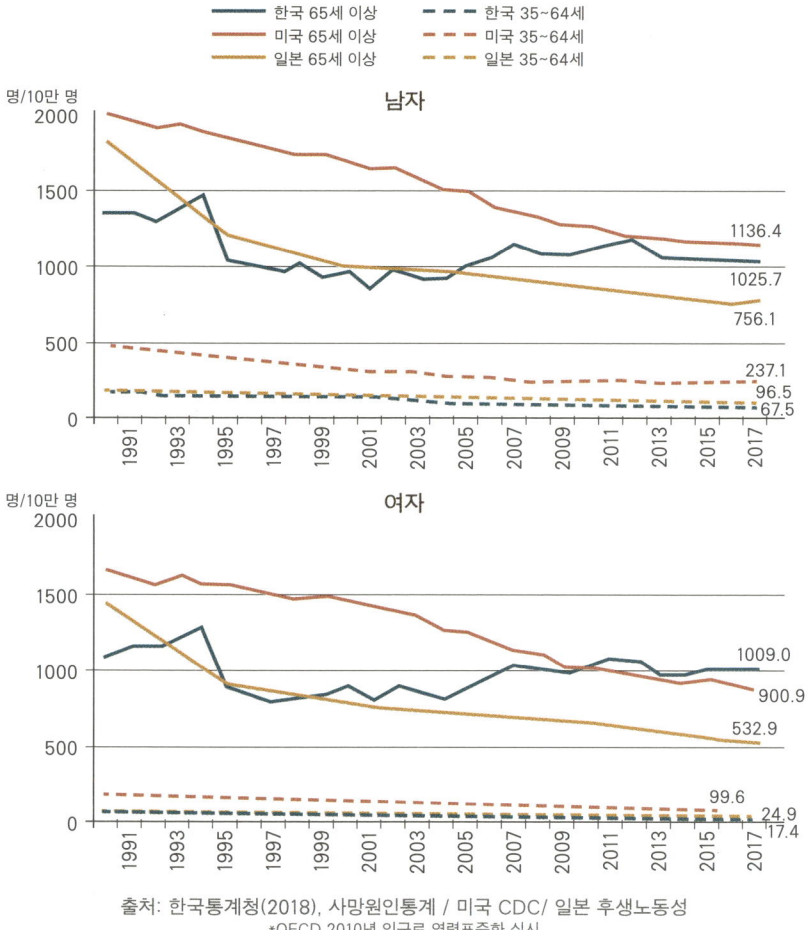

[그림 5] 국가별(한국, 미국, 일본) 연령표준화 심장질환 사망률 비교(1990~2017년)

출처: 한국통계청(2018), 사망원인통계 / 미국 CDC/ 일본 후생노동성
*OECD 2010년 인구로 연령표준화 실시

서의 급감 양상과 극명하게 대비된다. 즉, 우리나라 남자 노인에서는 1990년 대비해서 2017년 연령표준화 폐렴 사망률이 7배 가까이 증가하고 있는 반면, 일본 남자 노인에서는 절반 가까이 감소하고, 여성 노인에서도 양 국가 간 유사한 크로스 양상이 관찰되고 있다. 따

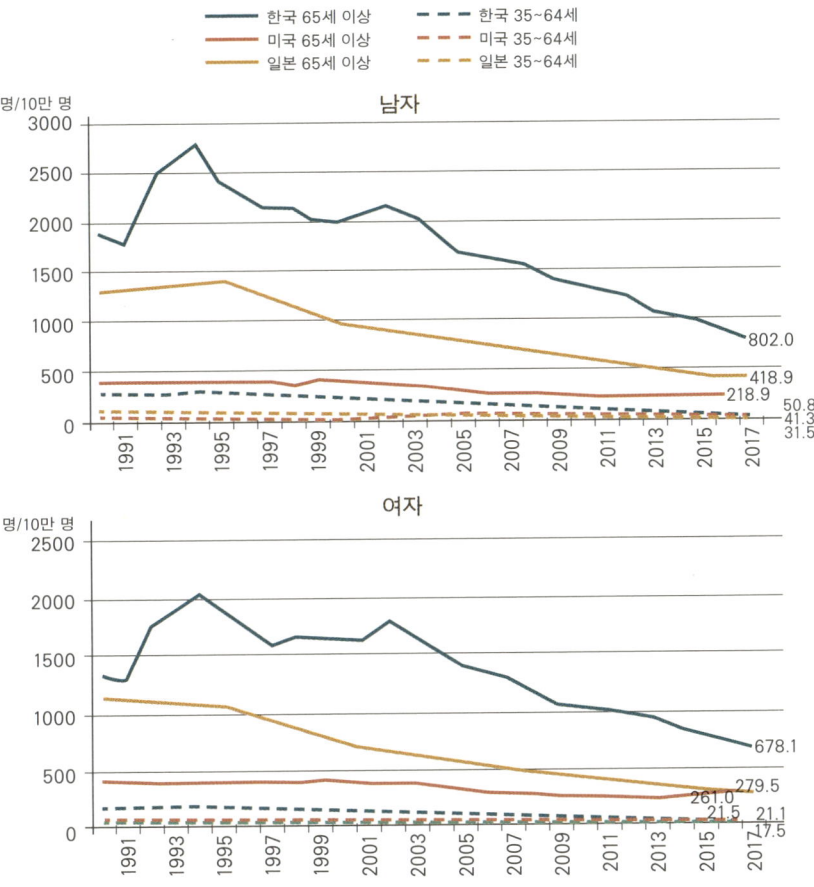

[그림 6] 국가별(한국, 미국, 일본) 연령표준화 뇌혈관질환 사망률 비교(1990~2017년)

출처: 한국통계청(2018), 사망원인통계 / 미국 CDC / 일본 후생노동성
*OECD 2010년 인구로 연령표준화 실시

라서 우리나라 노인에서 폐렴 사망 급증을 초래한 요인에 대한 역학적 조사가 시급히 필요하다([그림 7]).

한국과 일본 두 나라의 2017년 연령군별 자살률을 비교해 보면, 20대까지는 뚜렷한 차이가 보이지 않으나, 30대부터 한국의 자살률

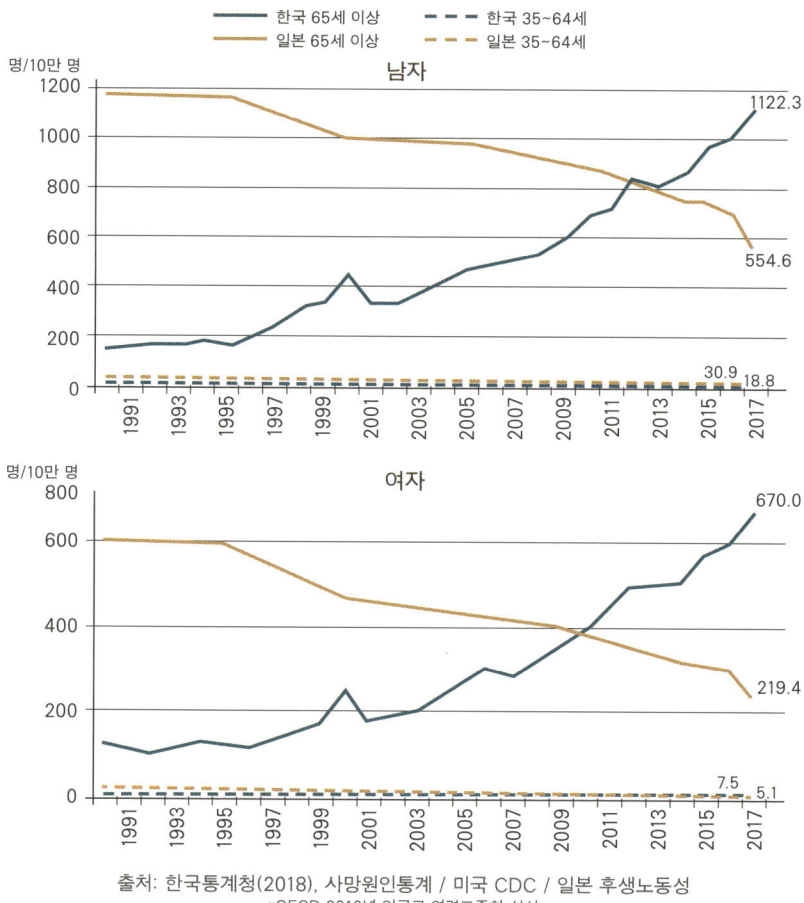

[그림 7] 연령표준화 폐렴 사망률 국가 비교, 한국과 일본(1990~2017년)

출처: 한국통계청(2018), 사망원인통계 / 미국 CDC / 일본 후생노동성
*OECD 2010년 인구로 연령표준화 실시

이 점차 일본을 상회하다가 초고령자인 70대에 접어들면서 격차가 크게 벌어진다([그림 8]. 일본 대비 한국: 60대 1.5배, 70대 2.5배, 80대 3.5배).

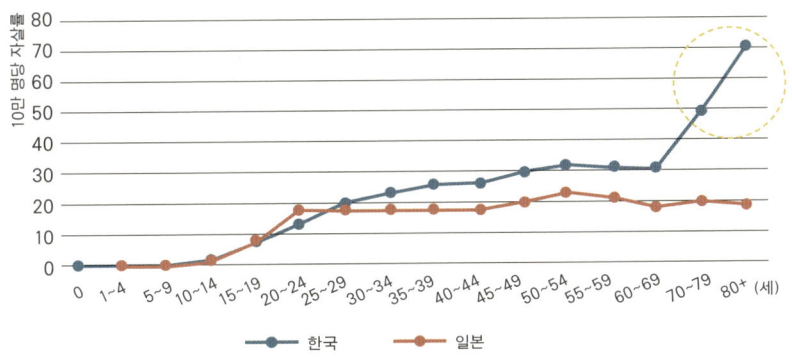

[그림 8] 연령군별 자살률 국가 비교, 한국과 일본(2017년)

자료: 통계청 국가통계포털, 일본 후생노동성(2017), 자살예방대책백서 2017년

3) 주요 건강지표 유병률과 건강 행태

19세 이상 우리나라 전체 국민을 무작위 선정하여 조사하는 2016년 국민건강영양조사(질병관리본부, 2018)에서 측정된 주요 건강지표의 성별, 연령군별 유병률 수준은 [그림 9]와 같다. 체질량지수 25 이상으로 정의되는 비만율은 50대까지는 남성이 높다가 70대가 되면서 여성이 더 높은 수치를 보이고 있고, 고콜레스테롤혈증은 보다 이른 나이, 즉 50대부터 여성 초과 양상이 관찰된다. 고혈압과 당뇨 유병률도 70대 이상 노인이 되면서 남성보다 여성에서 더 높은 유병률이 보고되고 있다.

국민건강영양조사에 조사된 전체 국민과 비교한 65세 이상 노인 집단에서 주요 건강 행태의 경시적 변화는 [그림 10]과 같다. 노인의 현재 흡연율은 전체 성인의 현재 흡연율에 비해 절반 정도이고(남자: 18.8% vs 40.7%, 여자 3.1% vs 6.4%), 고위험음주율의 경우, 남성 노인

[그림 9] 성별·연령군별 주요 건강지표 유병 수준, 국민건강영양조사(2016년)

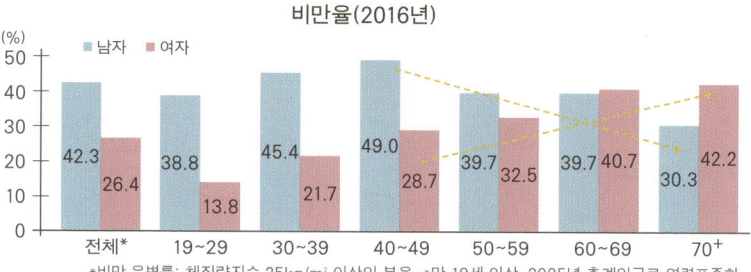

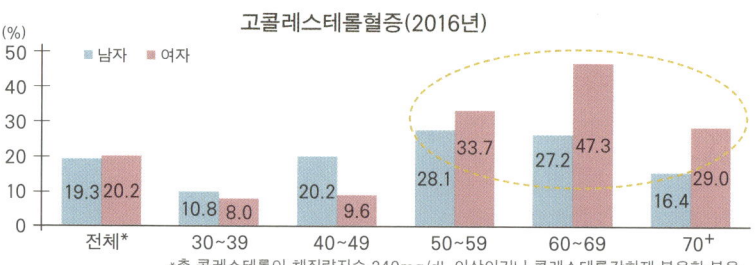

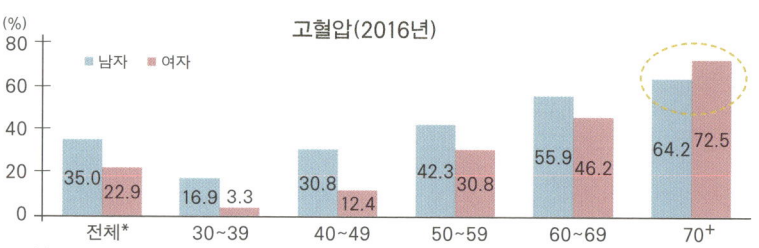

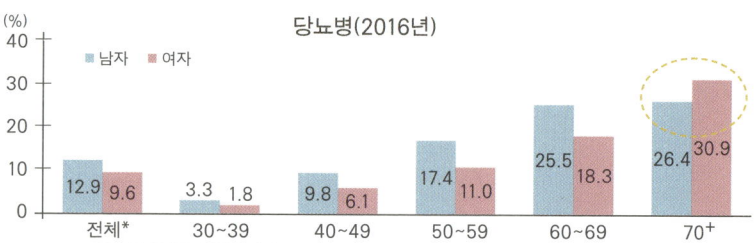

자료: 질병관리본부(2018), 2016년 국민건강통계

[그림 10] 성별·연령군별 주요 건강 행태 경시적 변화, 국민건강영양조사(2007~2016년)

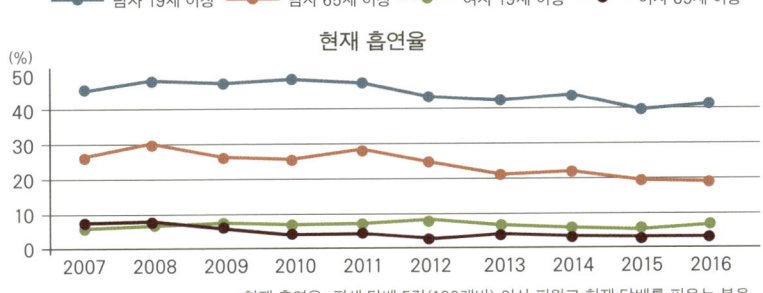

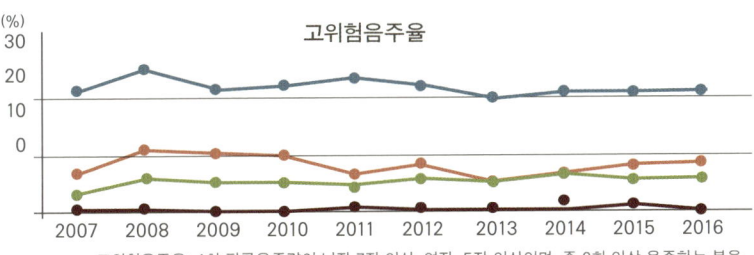

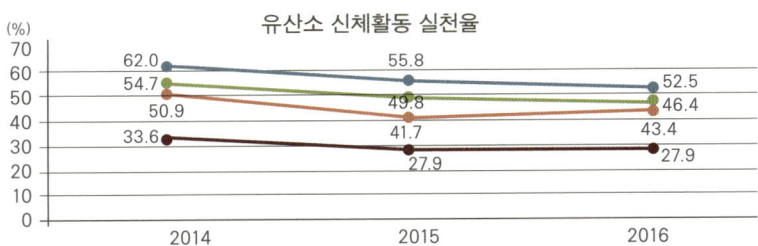

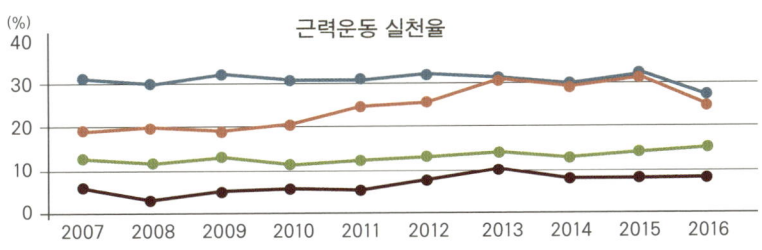

출처: 질병관리본부(2018), 2016년 국민건강통계 *2005년 추계인구로 연령표준화 실시

에서 최근 증가하는 양상이 관찰되고 있다. 한편 유산소 운동 실천율은 남성의 경우, 전체 성인에서 감소하는 추세와 달리 남성 노인에서는 다소 증가하는 양상이 관찰되었고, 남성 노인은 여성 노인에 비해 1.5배 정도 더 많이 유산소 운동을 실천하고 있었다. 근력운동 실천율 또한 남성은 전체 남성과 노인에서의 실천 정도 차이가 거의 없이 같은 양상으로 변화한 반면, 여성 노인에서는 전체 여성에 비해 낮은 실천율이 관찰되었다.

4) 삶의 질 지표의 경시적 변화

주관적 건강인지율과 활동제한율로 평가한 삶의 질 수준의 경시적 변화는 [그림 11]과 같다. 남성 노인은 전체 성인에 비해 낮은 주관적 건강인지율이 보고되었으나, 최근 들어 전체 성인에서는 이 수준이 감소되었다. 반면에, 남성 노인에서 약간 증가되는 양상이 관찰되어 그 연령군 간 격차는 다소 감소하고 있다. 그에 비해 여성 노인은 전체 여성 성인에 비해 건강인지율이 낮고, 그 격차가 변동 없이 유지되고 있다. 한편, 활동제한율은 연령군 간 차이가 없고, 경시적으로 줄어드는 여성과는 달리, 오히려 전체 남성과 남성 노인에서는 증가되는 양상이 관찰되고 있다.

5) 베이비붐 세대의 노년층 유입과 건강 문제

1955년부터 1969년 사이에 태어난 제1차 베이비붐 세대 인구는 약 712만 5,000명 정도로 우리나라 전체 인구의 약 14.5%를 차지한다. 이전 세대에 비해 교육 수준이 높고 비교적 풍요로운 청장년

[그림 11] 성별·연령군별 삶의 질 지표 경시적 변화, 국민건강영양조사(2007~2016년)

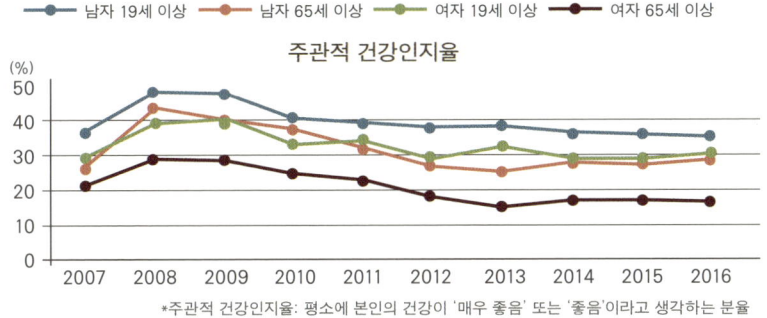

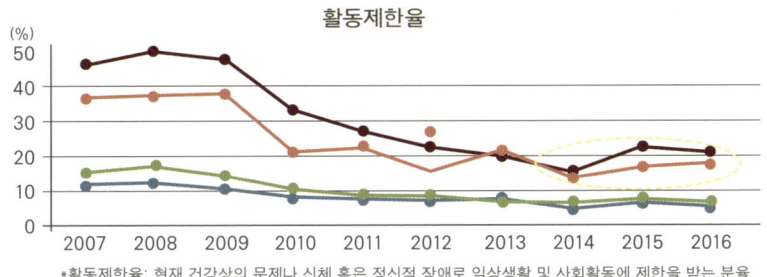

출처: 질병관리본부(2018), 2016년 국민건강통계 *2005년 추계인구로 연령표준화 실시

을 지낸 반면, 노부모와 자녀를 동시에 부양해야 하는 샌드위치 세대로 중고령기의 역할 가중과 재정적인 부담이 많이 언급되어 왔다(정경희·손창균·박보미, 2010; 정경희 외, 2011). 베이비붐 세대의 건강에 대해 이전 또는 이후 세대와 어떤 동질성과 이질성이 있는지 다양한 연구가 필요하다. 한 세대의 건강 상태와 건강에 영향을 미치는 여러 요인들이 급격하게 변화했기 때문이다.

2008년부터 2014년까지의 의료 패널 자료를 분석한 Jang(2017)의 연구에서, 주관적 건강 상태는 노년기 세대, 베이비붐 세대, 청장년 세대 순으로 나타난다. 베이비붐 세대는 만성질환을 2~2.5개 갖고 있으며, 체질량지수는 평균 23, 와병일수는 평균 4일을 나타냈다. 특히 우울감의 경우 베이비붐 세대의 건강 취약성을 고스란히 드러내고 있다. 노년 세대와 베이비붐 세대의 우울감 경험률이 유사하다. 자살 생각에 대한 질문에 대해서도 역시 노년 세대와 베이비붐 세대는 유사하게 높다(Jang, 2017).

3. 맺는말

지금까지 우리나라 노인의 건강 수준을 국가 간, 연령군 간, 남녀 간 비교를 해 보았다. 우리나라 전체 국민의 기대수명과 건강수명 사이에 큰 차이가 있고, 이 격차는 점점 커져 가고 있음을 확인할 수 있다. 우리나라 사망 원인 1위인 암 사망률의 경시적 변동을 중년과 노년으로 나눠 미국과 일본의 수준과 비교해 보면, 남성 중년집단에서는 관찰되지 않는 국가 간 암 사망률이 우리나라 남성 노인에서만 아주 높은 수준으로 관찰되고 있다. 우리나라 노인에서 관찰되는 폐렴 사망 급증은 즉각적인 정책적 개입이 시급한 공중보건학적 위기 상황이라 할 수 있다. 자살률은 중년에서 노년으로 갈수록 커지고 있고, 특히 초고령층의 자살률이 아주 심각한 수준이다. 한편, 고령으로 갈수록 여성 노인에서 비만율, 고혈압, 당뇨, 고지혈증 등 여러 건강 문제의 유병률이 남성 노인을 상회하고 있음이 관찰되었다. 건강 행태에서는 남성 노인의 고위험음주율 증가가 두드러진다. 자가평가 건강 수준은 최근 10여 년 동안 남녀 노인 모두에서 낮아지고 있

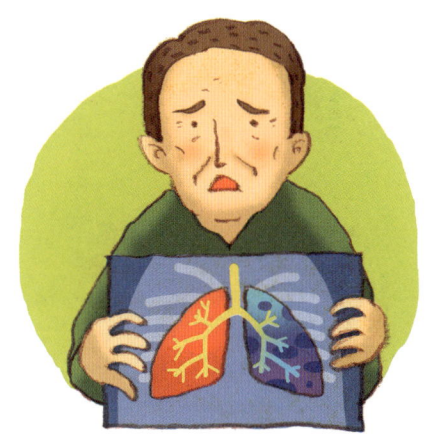

고, 특히 여성 노인이 남성 노인보다 더 낮게 보고되고 있다.

한편, 1990년대 말 외환위기, 구조조정을 목격하고, 선배들의 조기퇴직, 명예퇴직으로 업무 과중을 떠안은 베이비붐 세대는 해마다 퇴직을 하여 새로운 노인 세대로 진입하고 있다. 이들은 과중한 근로, 무거운 직무 스트레스, 자녀 양육과 교육에 대한 부담을 떠안아 온 세대일 뿐만 아니라 서구화된 식습관과 운동 부족이 초래한 만성질환 및 건강 문제 유형을 지닌 세대이다. 저마다 활기찬 노년을 맞이하도록 양질의 건강 서비스가 강화되어야 한다.

노인에게서 만성질환에의 이환과 그로 인한 신체 기능상의 제약은 개인적으로는 노년기 삶의 질을 급격히 떨어뜨리고, 사회적으로는 이들의 치료, 관리에 엄청난 사회적 비용을 부담하게 된다. 그럼에도 우리나라는 이들 노인집단의 건강 및 기능 상태에 관한 대표성 있는 기초자료가 상당히 빈약하고, 이들에서 호발하는 각종 만성질환의 역학적 특성 및 관련 요인에 관한 장기적인 추적조사연구가 부족하다. 이러한 역학적 기초자료의 부재는 급속히 진행되는 고령사회에 대한 효과적 대비와 급증하는 노인집단의 건강에 대한 포괄적 관리에 큰 걸림돌이 되고 있는 실정이다.

결론적으로, '긴 아픈 노년'을 특징짓는 우리나라 노인 건강의 기술역학적 분포와 특성은 무엇보다 전국 차원의 노인 건강 모니터링 시스템이 구축될 필요성을 제기하고 있다. 아울러 초고령 인구의 증가에 맞물려, 노인 연령군 내 더욱 세분화된 집단에 대한 건강지표 생산이 필요하다. 이를 기반으로 지역사회에서 노인 건강을 돌볼 수 있는 지역맞춤형 노인 건강 정책 수립과 평가가 이루어져야 한다.

참고 문헌

- OECD Health Statistics 2018. Data extracted on 15 Apr 2019 16:08 UTC (GMT) from OECD.Stat / https://stats.oecd.org/index.aspx?DataSetCode=HEALTH_STAT
- Kontis et al. Future life expectancy in 35 industrialised countries: projections with a Bayesian model ensemble. Lancet 2017; 389(10076): 1323-1335.
- 장래인구특별추계 2017~2017. 통계청. 2019.
- 2017 사망 원인통계연보. 통계청. 2018.
- 2016 국민건강통계. 질병관리본부. 2018.
- 정경희·손창균·박보미. 신노년층의 특징과 정책과제. 한국보건사회연구원. 2010.
- 정경희 외. 베이비붐 세대 은퇴 및 고령화에 따른 정책 수립 방향 연구. 보건복지부, 한국보건사회연구원 정책보고서. 2011; 45-50.
- Jang, SN. Trends of health status and medical utilization among Korean baby boomers: Analysis from Korean Health Panel Survey 2008-2014. Annals of Geriatric Medicine and Research, 2017; 21(1), 24-30.

3.

생명의 맥인
튼튼 혈관 유지하기

최근 우리나라도 65세 이상 노인 인구가 급증하여 노령사회 및 초고령사회로 접어들고 있다. 동맥경화증을 앓는 환자가 늘어나 심장질환과 뇌혈관질환이 사망 원인의 2, 3위를 차지하고 있으며, 향후 혈관질환의 발생 증가가 사회적인 부담이 될 가능성이 높을 것으로 예상된다. 혈관질환의 주요 위험 인자의 해당 유무를 확인하고 예방 방법 및 관리를 제대로 실행함으로써 혈관 건강을 유지하고 혈관질환의 발생 위험성을 감소시켜야만 건강한 삶을 지속할 수 있다.

생명의 맥인
튼튼 혈관 유지하기

국립중앙의료원 순환기센터장 서정주

1. 서론

혈관(血管, blood vessel)이란 체내 모든 혈액의 흐름을 조정하는 순환기관으로서 혈관을 통해 전신의 조직에 산소, 영양분, 호르몬 등을 공급하며, 조직에서 이산화탄소와 대사 폐기물을 받아 처리한다. 사람 몸속의 혈관은 크게 동맥계, 모세혈관, 정맥계로 나뉜다. 이 중 동맥은 고무같이 탄력이 있는 혈관으로 심장으로부터 산소와 영양소가 있는 혈액을 전신에 보내 주는 역할을 한다. 동맥의 구조를 살펴보면 제일 안쪽에 위치하는 내피세포로 구성된 내막(tunica intima), 중간의 평활근 세포와 탄성 조직으로 구성된 중막(tunica media), 그리고 가장 바깥의 외막(tunica adventitia)의 세 층으로 구성되어 있다.

최근 심혈관질환이 급격히 증가하고 있다. 열량 섭취 증가와 신체 활동 감소로 인해 과체중과 비만이 급격하게 늘어남에 따라 당뇨병, 고혈압, 고지혈증의 유병률이 증가하고, 인구의 노령화에 따른 노

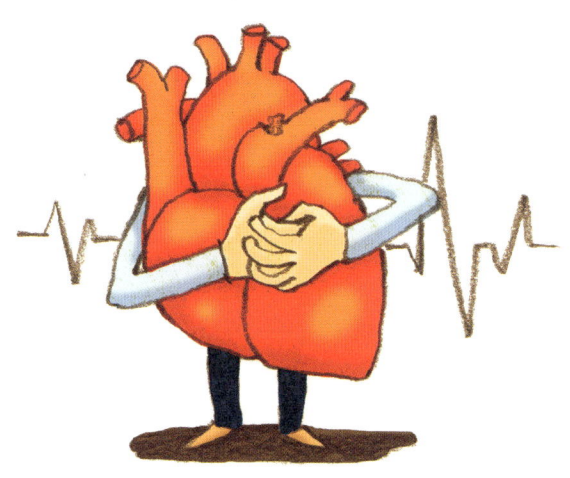

인 인구 증가로 인해 혈관에 죽상경화증(atherosclerosis)이 발생하는 것이 주원인이다. 죽상경화증은 혈관벽에 지방(콜레스테롤)이 축적되면서 혈관 내경이 좁아지고 혈류 장애가 초래되는 혈관질환이다. 염증을 일으키는 세포가 혈관의 안쪽 내막에 모여 죽상경화반(atheromatous plaque)이 발생하여 혈관 내경이 좁아지고 혈액의 흐름을 방해하게 된다. 따라서 죽상경화증에 의해 혈관 내경이 좁아져 허혈 증상이 발생할 수 있다. 또 죽상경화반을 덮고 있던 막에 파열이 생기면 죽상경화반 안에 있는 지방 및 염증물질들이 혈액에 노출되어 혈액응고인자가 활성화되고 혈소판이 달라붙으면서 혈전(피떡)을 만들게 되어 급성으로 혈관이 막히는 현상이 나타날 수 있다. 가령 뇌로 가는 혈관(경동맥이나 뇌동맥 등)이 갑자기 막히는 경우에는 급성 뇌경색(stroke)과 같은 뇌혈관질환(cerebrovascular disease)이 발생할 수 있고, 심장으로 가는 동맥(관상동맥)이 좁아지거나 막했을 때에는 급성의 심근경색증이나 뇌경색(중풍)이 발생할 수 있다. 죽상경화증은 수년 또는 수십 년에 걸쳐 서서히 진행되지만, 급성의 심근경색증이나 뇌경색증은 갑자기 발생할 수 있으며, 혈관이 막혔을 경우 적절한 응급조치가 바로 이루어지지 않으면 갑자기 사망(급사, sudden death)하거나 마비 등의 중대한 후유증이 남을 수 있어 이에 대한 경각심이 필요하다.

세계보건기구(WHO)의 보고서에 따르면 전 세계 사망의 30%에 달하는 연간 1,700만 명이 심혈관계질환으로 사망한다고 한다. 앞으로도 혈관질환으로 인한 사망은 계속 증가할 것으로 추정된다. 특히 허혈성심장질환과 뇌혈관질환은 사망률이 매우 높은 대표적 혈관질환으로 남자 사망의 15%와 여자 사망의 13%가 허혈성심장질환 때문이다. 또한 남자 사망의 10%와 여자 사망의 12%가 뇌혈관질환 때문인 것으로 추정된다.

최근 우리나라도 65세 이상 노인 인구가 급증하여 노령사회 및 초고령사회로 접어들고 있다. 동맥경화증을 앓는 환자가 늘어나 심장질환과 뇌혈관질환이 사망 원인의 2, 3위를 차지하고 있으며, 향후 혈관질환의 발생 증가가 사회적인 부담이 될 가능성이 높을 것으로 예상된다. 따라서 죽상경화증의 발생과 진행 및 악화를 예방하기 위해서는 죽상경화증의 위험 인자를 잘 관리하는 것이 중요하다. 다행히 혈관질환을 일으키는 주요 인자와 그 예방(prevention) 및 조절(control) 방법에 대해서는 잘 알려져 있어, 주요 위험 인자의 해당 유무를 확인(screening)하고 예방 방법 및 관리를 제대로 실행함으로써 혈관 건강을 유지하고 혈관질환의 발생 위험성을 감소시켜야만 건강한 삶을 지속할 수 있다. 혈관질환의 주요 위험 인자는 다음과 같다.

고혈압(high blood pressure), 이상지질혈증(dyslipidemia), 잘못된 영양 및 음주(detrimental nutrition or alcohol use), 운동 부족(physical inactivity), 비만(obesity), 흡연(tobacco use), 연령 증가(aging), 폐경(menopause), 조기 심장병의 가족력(1촌 관계인 남자 가족이 55세 미만에 병력이 있거나, 여자 가족이 65세 미만에 병력이 있는 경우) 등이다. 특히 위험 인자를 여러 개 가지고 있는 경우 죽상경화증 발생과 진행 위험이 수 배 증가하므로 혈관질환의 발생률을 낮추고 예방하려면 흡연, 잘못된 식습관, 운동 부족 등을 막기 위해 적극적인 노력을 해야 한다. 또한 전체 인구 중에서 질병 예방 효과가 큰 고위험 집단을 선별하여 적극적인 생활습관 개선과 예방적 치료를 시행하기 위한 적절한 자원 배분이 필요하다. 특히 혈관질환의 예방과 관리를 위한 종합적인 대책 수립의 첫 단계로 주요 위험 인자의 유병률을 평가하고, 질병별로 사망률과 이환율을 정확히 평가하는 것이 매우 중요하다.

2. 혈관 건강법

1) 혈중 콜레스테롤 수치를 관리해야 한다

콜레스테롤은 세포와 세포막 등 몸을 구성하는 성분으로, 스테로이드 호르몬 및 담즙의 원료가 되므로 생명 유지에 꼭 필요한 영양소이다. 혈액 속에 콜레스테롤 수치가 정상 범위를 벗어난 상태를 이상지질혈증이라고 하는데, 콜레스테롤 수치를 적정하게 유지하는 것이 중요하다. 이상지질혈증 등은 그 자체로는 별다른 증상을 느끼기 어렵고 장기적인 치료에 따르는 경제적 부담 역시 적지 않아서 중간에 치료를 그만두는 경우가 많다. 이상지질혈증 환자는 심장질환 발생 및 사망률이 증가하므로 건강한 혈관을 유지하기 위해 혈액 내 지질 수치를 정상 범위로 유지해야 한다.

혈액 지질은 총 콜레스테롤, 나쁜 콜레스테롤인 LDL 콜레스테롤, 좋은 콜레스테롤인 HDL 콜레스테롤과 중성지방으로 구성되며, 콜레스테롤 수치는 심장병이 발생할 위험성을 예측할 수 있다. 특히 LDL 콜레스테롤이 높을수록 심장병이 발생할 가능성이 높은데, LDL 콜레스테롤을 감소시키는 것이 고지혈증 치료의 목적이다. 이상지질혈증은 죽상경화증의 발생 위험을 4배 증가시키며, 이로 인해 허혈성 심장질환과 뇌졸중의 발생 위험을 증가시키는 것으로 보고되고 있다. LDL 콜레스테롤을 약 40mg/dL 낮추면 허혈성심장질환의 발생 위험이 22% 감소하는 것으로 알려져 있다. 또한 낮은 HDL 콜레스테롤은 허혈성심장질환 발생의 강력한 독립적인 위험 인자이다. 낮은 HDL 콜레스테롤의 기준은 40mg/dL(여성의 경우 50mg/dL) 미만이며, 60mg/dL 이상이면 높은 HDL 콜레스테롤 수치로 정의한다. 스타틴(statin) 약제를 이용한 여러 대규모 임상연구 결과에서 HDL 콜레스테롤이 1mg/dL 상승함에 따라 허혈성심장질환의 위험도가 남자에서는 2%, 여자에서는 3% 감소하는 것으로 나타났다. 또한 HDL 콜레스테롤 수치와 사망률이 연관성이 있다는 연구 결과 및 경동맥의 죽상경화반의 진행과 퇴축에 HDL 콜레스테롤이 중요하다는 연구 보고도 있다. HDL 콜레스테롤은 항산화작용, 항염증작용, 내피세포기능 개선 효과, 항혈전 효과 등을 가지고 있어 죽상경화증의 예방 효과가 있는 것으로 알려져 있다.

2) 반드시 금연 및 절주를 해야 한다

흡연자의 경우 비흡연자에 비해 심혈관질환이 발생하거나 이로 인해 사망할 가능성이 높다. 흡연자는 비흡연자에 비해 심근경색증이 발생할 확률이 3배이며, 뇌졸중도 2배로 높은 것으로 알려져 있다. 흡연은 혈관의 내피세포에 손상을 주어 죽상경화증을 유발하며, 세포의 산소 결핍을 초래하여 혈관 손상을 증가시키고, 혈관을 수축시켜 고혈압을 악화시킨다. 흡연을 하게 되면 심장에 혈액을 공급하는 혈관이 수축되어 심근으로 보내는 산소공급량이 줄어들고, 심근에 산소 부족 상태를 초래하여 심근 허혈 상태가 되며, 허혈성심장질환을 유발할 수 있다. 또한 흡연에 의해 교감신경이 흥분하여 카테콜아민(catecholamine) 등이 증가되는데, 이로 인해 심근의 전기적인 자극에 대한 반응에 예민해져서 심실 부정맥 등이 쉽게 발생할 수 있으며, 혈전 형성을 촉진하여 심근경색의 위험도를 증가시킨다. 특히 흡연하는 젊은 여성에서 심근경색이 발생하는 경우를 드물지 않게 볼 수 있다. 금연을 하면 심혈관질환 발생 위험도가 서서히 감소한다. 금연한 지 5년이 지나면 흡연을 하지 않은 사람과 위험도가 비슷한 것으로 조사되었다. 따라서 흡연자의 경우 혈관 건강을 위해 죽상경화증의 위험 인자인 흡연을 하루빨리 중단해야 한다.

음주는 간의 중성지방 합성을 촉진하므로 하루 알코올 섭취량을 30g 이하로 제한해야 한다. 가령 알코올 농도 25%인 소주 2잔(100cc)을 마시면 25g의 알코올을 섭취하게 되므로 이 이상 마시지 않도록 한다. 술과 함께 흔히 삼겹살, 치킨 등의 안주를 먹음으로써 동시에 많은 칼로리와 지방을 섭취하게 되므로, 우리나라 남성들의 경우 술자리를 줄이는 것이 혈중 중성지방을 낮추는 데 관건이 된다. 또한 폭주 습관을 오래 지속하면 알코올성 심근병증(alcoholic cardiomyopathy)이 발생할 수 있으며, 이로 인해 심부전을 일으킬 수 있다. 그리고 술을 지나치게 마시면 심방세동(atrial fibrillation)의 부정맥이 발생할 수 있고, 만성화될 경우 운동 능력의 감소뿐만 아니라 심방세동의 합병증인 뇌색전증이 발생할 수 있다. 장기간 폭주를 하는 경우에는 고혈압이 발생할 확률이 높으며, 이미 심장병이 있는 환자의 경우 증상을 악화시킬 수 있다.

3) 건강 식이요법을 시행한다

과체중 또는 비만인 경우에는 칼로리 섭취를 줄여 이상 체중을 유지해야 한다. 다만 칼로리 섭취를 지나치게 제한하는 다이어트를 하면 체지방 연소뿐만 아니라 근육 손실을 가져오고, 결과적으로 기초대사량이 줄어 전체적인 에너지 소비량이 감소된다. 따라서 근육 손실은 최소화하면서 체지방 연소를 최대로 하려면 하루에 필요한 칼로리에서 500kcal씩 제한한다. 고지혈증 환자의 치료 지침에서는 지방(fat)의 경우 총 칼로리의 25~35%를 권장하고 있으며, 포화지방(saturated fat)의 경우 혈중 LDL 콜레스테롤을 높이는 가장 큰 위험 요인이 되므로 섭취 칼로리의 7% 이하로 제한하는 것을 권장한다. 포화지방의 과잉 섭취는 간세포의 LDL 콜레스테롤 수용체의 활성과 수를 감소시킴으로써 혈중 LDL 콜레스테롤을 증가시킬 수 있다. 기름기 많은 육류(삼겹살, 갈비, 햄, 소시지, 곰탕, 곱창 등), 유제품(버터, 치즈, 생크림 등), 기름기 많은 제과류(케이크, 도넛, 파이, 쿠키 등), 팜유, 코코넛유 등은 포화지방 함량이 높으므로 주의해야 된다.

또한 트랜스 지방은 되도록 섭취를 제한해야 한다. 트랜스 지방은 식물성 기름의 물리적 성질을 변화시키고 산패를 억제시키기 위해 수소를 첨가하는 가공 과정에서 생성되는데, 세포막 조직에 들어가 세포막의 유동성을 감소시키고, 세포막을 단단하게 하여 막에 존재하는 수용체나 효소의 작용을 방해하여 LDL 콜레스테롤을 상승시키고 HDL 콜레스테롤을 저하시킨다. 마가린이나 쇼트닝의 경우 식물성 기름의 수소 첨가 과정으로 만들어지는데, 이를 섭취하면 트랜스 지방산의 섭취량이 증가하게 된다. 또한 콜레스테롤은 하루 200mg 이하로 제한한다. 탄수화물의 과다 섭취, 특히 단순 당의 과다 섭취는 혈중 중성지방 농도를 높일 수 있다.

LDL 콜레스테롤을 낮추기 위해 녹황색 채소, 과일, 곡물류를 주로 하는 식단을 짠다. 예를 들어 저지방 유제품, 가금류, 생선류, 콩류, 식물성 기름, 견과류 등의 섭취를 늘리도록 한다. 채소, 곡물류, 과일 등은 칼로리가 높지 않으면서 비타민, 무기질, 섬유소가 많이 포함되어 포만감을 주기 때문에 체중 조절에도 도움이 되고 콜레스테롤 수치 유지에 좋다. 생선류는 적어도 일주일에 두 번 이상 섭취하는 것이 좋다. 오메가-3 지방산 및 불포화 지방산을 포함하는 조리된 생선(고등어, 청어, 연어, 송어, 참치 등)의 섭취는 중성지방 수치를 낮추고 혈전 생성을 억제시키며 혈압을 조절시켜 심혈관 사망률을 낮추는 것으로 알려져 있다. 또한 당분의 섭취와 설탕이 첨가된 음료와 육류의 섭취를 줄이는 것이 필요하다. 혈관 건강에 도움이 되는 음식의 예를 들어 보면 아래와 같다.

- 올리브(olive) 오일은 불포화지방산(monounsaturated fatty acids)을 다량 함유하고 있어, 적당한 양을 섭취할 경우 LDL 콜레스테롤을 낮추어 혈관 건강에 도움이 된다.

- 귀리(oats)는 다른 곡류에 비해 식이섬유(dietary fiber)가 풍부하며 LDL 콜레스테롤, 혈당 수치 조절 및 체중 조절에 도움이 된다.

- 시금치(spinach)는 칼슘, 마그네슘, 칼륨 등의 전해질이 풍부하여 고혈압에 도움이 된다. 또한 비타민 C와 비타민 E를 포함하고 있어 혈관 건강에 도움이 되며, 시금치에 들어 있는 루테인(lutein) 성분은 항산화물질로 죽상경화증 예방에 도움이 되는 것으로 알려져 있다.

- 블루베리(blueberry)는 식이섬유와 비타민 C가 많으며 항산화물질이 많이 함유되어 있고, LDL 콜레스테롤과 고혈압에 도움이 되는 것으로 알려져 있다. 또한 블루베리의 안토시아닌

(anthocyanin)이라는 플라보노이드(flavonoid) 성분의 항산화 효과가 알려져 있다.

4) 적정 체중을 유지한다

과체중(BMI ≥ 25kg/m²) 및 비만(BMI ≥ 30kg/m²)인 경우 정상 체중(BMI 18.5~25kg/m²)과 비교했을 때 심혈관 사건의 증가와 연관이 있다고 알려져 있다. 비만은 고혈압의 원인이 되며 고지혈증, 특히 고중성지방혈증의 원인이 되며 HDL 콜레스테롤 수치를 저하시킨다. 또한 인슐린 저항성을 유발하여 당뇨병의 원인이 된다. 일반적으로 3kg의 체중 감소는 적어도 15mg/dL의 LDL 콜레스테롤 감소 효과와 2~3mg/dL의 HDL 콜레스테롤 증가 효과가 있다고 알려져 있다. 비만 수치 중에서도 복부 비만, 즉 허리둘레(waist circumference, WC)와 허리/엉덩이 둘레의 비율(waist hip ratio, WHR)이 BMI 수치보다도 더 중요하며, WHR이 증가될수록 심근경색증의 위험성이 증가하는 것으로 알려져 있다. 성공적인 체중 감소를 위해서는 칼로리 섭취의 제한과 함께 규칙적인 운동을 통한 신체활동이 필수적이다.

5) 적절한 운동을 꾸준히 한다

운동은 혈압 강하와 지질 수치 개선 효과가 있어 심혈관질환 예방에 도움이 되며, 운동을 통해 심혈관 사망률을 낮출 수 있다는 것은 이미 잘 알려진 사실이다. 적절하고 지속적인 운동은 평균적으로 LDL 콜레스테롤을 3~6mg/dL 감소시킬 수 있다. 또한 규칙적으로 운동을 하는 사람은 혈중 중성지방 수치가 낮고, HDL 콜레스테롤

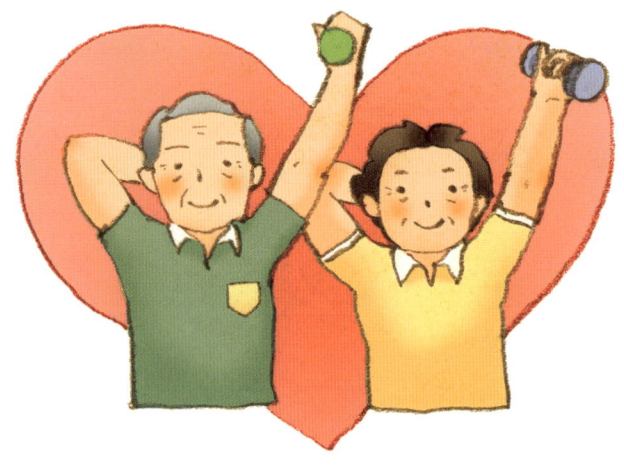

수치가 높다. 적절한 운동은 일주일에 4회 이상, 40분 이상 중등도 이상의 세기로 지속하는 유산소 운동이라 정의할 수 있다. 유산소 운동을 통해 칼로리의 소비량을 늘리고, 율동적이고 대근육군(large muscle group)을 사용하는 속보, 자전거, 수영, 가벼운 조깅 등과 같은 유산소 형태의 지구성 운동은 심폐기능을 증진시키고 칼로리 소비량이 많아 혈관 건강을 유지하는 데 유용하다고 알려져 있다.

6) 스트레스를 줄이고, 즐거운 마음으로 생활한다

스트레스는 교감신경을 활성화시켜 카테콜아민이 분비되어 혈압을 상승시키고, 심근허혈을 유발하여 심근경색증과 뇌출혈을 발생시키는 위험 인자로 알려져 있다. 따라서 스트레스를 줄이는 게 혈관 건강에 이롭다. 스트레스를 줄이려면 여러 가지 방법을 시도해 볼 수 있다. 규칙적으로 적당한 운동을 하거나 공연 관람, 음악 감상, 여행, 영화 감상, 산책 등의 개인 취미생활을 통해 스트레스를 줄일 수 있다. 무엇보다 자기가 좋아하는 분야에 대해 자기만의 시간을 갖는 게 필요한데, 나를 돌아다보는 성찰의 시간을 보내다 보면 나에 대한 자부심과 만족감을 느낄 수 있을 것이다. 또한 과욕은 피하고 되도록이면 갈등과 대결을 피한다.

7) 고혈압, 당뇨병 등을 꾸준히 치료한다

고혈압은 죽상경화증의 발생 위험을 2~3배 증가시키는데, 115/75mmHg에서 수축기와 확장기 혈압이 각각 20/10mmHg 증가할 때마다 심혈관계질환 발생 위험도는 2배씩 증가한다. 고혈압을 치료하면 뇌졸중 발생률을 35~40%, 심근경색증 발생률을 20~25%, 심부전 발생률을 50% 감소시키는 효과를 얻을 수 있다. 현재 우리나라 성인 3명 중 한 명은 고혈압 환자로, 2016 국민 건강영양조사 결과에 따르면 30세 이상 성인의 고혈압 유병률은 남성 35%, 여성 22.9%에 이른다. 따라서 고혈압을 잘 조절하여 목표 혈압을 달성하면 심장질환의 발생과 사망 위험을 감소시킬 수 있다.

고혈압 환자는 혈압을 정기적으로 측정해야 하고, 비만일 경우 체중 조절을 하면서 음식을 싱겁게 먹어야 한다. 또한 금연하고, 과음을 피하고, 규칙적으로 운동을 해야 하며, 항고혈압약제를 꾸준히 복용해야 한다. 고혈압 환자가 항고혈압약제요법을 통해 혈압을 적절히 낮추면 경동맥의 죽상동맥경화증의 진행을 낮출 수 있으며, 혈관 경직도(aortic stiffness)가 개선되는 것으로 알려져 있다. 따라서 고혈압 환자가 적절한 생활 요법에도 혈압이 조절되지 않는 경우에는 항고혈압약제를 지속적으로 복용하여 혈압을 정상 범위로 낮추는 것이 효과적이다.

당뇨병의 경우 역시 표준 체중 조절을 위해 식사 요법 및 운동 요법을 철저히 해야 한다. 규칙적으로 병원을 방문하여 정기적인 혈당 측정 및 약물요법을 시행하면서, 당뇨병으로 인한 합병증 관리가 중요하다.

8) 뇌졸중, 심근경색증의 응급 증상을 숙지하고 발생 즉시 병원을 찾는다

심장질환의 대표적인 증상은 흉통이다. 관상동맥이 좁아져서 나타나는 협심증의 경우, 가슴 중앙 부위에 압박감이나 조이거나 쥐어짜는 듯한 통증이 나타날 수 있다. 흉통은 운동이나 감정이 격앙된 상태, 추운 겨울, 과식, 흡연 등으로 통증이 심해지며 안정 시에는 호전된다. 이에 반해 급성심근경색증의 경우 흉통은 협심증에 비해 강도가 훨씬 심하며 30분 이상 지속되고, 발한(땀)이 나거나 어지럽거나 구역 또는 호흡 곤란이 동반되기도 한다.

뇌졸중은 발생 부위에 따라 증상이 다양하다. 팔다리나 몸의 반신에 감각, 운동의 마비 현상이 나타나거나, 말을 하지 못하거나, 시야가 보이지 않거나, 의식 장애, 연하 곤란, 어지럼증, 복시 현상, 현훈, 두통, 구토 등이 나타날 수 있다. 따라서 갑자기 이와 같은 증상이 나타나는 경우 병원에 신속히 내원하여 검사를 받아야 한다.

3. 평상시 혈관의 건강 상태 체크 방법

죽상경화증은 나이가 들면서 모든 사람에게 발생할 수 있지만, 특히 죽상경화증의 위험 인자가 있는 경우 더 생기기 쉽다. 따라서 무증상이라 하더라도 45세 이상의 남성 또는 55세 이상의 여성에서 위험 인자가 있는 경우, 죽상경화증에 대한 검사를 통해 미래의 심혈관질환 발생 위험도를 미리 평가해 볼 수 있다. 죽상경화증의 검사 방법으로는 경동맥 초음파(carotid ultrasound) 검사를 통해 경동맥의 협착이나 죽상경화반의 유무 등을 확인할 수 있고, 내중막 두께(carotid intima-media thickness, CMT)를 측정할 수 있다. 경동맥의 죽상경화반의 유무와 내중막 두께의 경우 향후 심근경색증과 뇌졸중 등 심혈관 사건의 발생을 예측할 수 있는 지표로 알려져 있어, 경동맥 초음파검사를 시행하여 혈관의 건강 상태를 평가할 수 있다.

그 외에도 맥파전달속도(PWV, pulse wave velocity), 발목상완지수(ABI, ankle-brachial index), 혈관확장반응(flow-mediated dilatation) 같은 검사를 시행해 볼 수 있다. 경우에 따라서는 관상동맥 CT 검사를 통해 관상동맥의 칼슘 침착 정도 및 죽상경화반 형성 정도 및 성분 등을 평가할 수 있다. 경동맥 초음파 검사에서 내중막 두께가 증가한 경우, 관상동맥 CT 검사에서 관상동맥의 칼슘이 증가해 있거나 죽상경화반이 존재하는 경우에는 위험 인자 조절을 위한 여러 약물 치료가 필요하다.

4. 결론 및 요약

혈관 건강을 유지하기 위해서는 평소 건강에 좋은 생활습관(규칙적 유산소 운동, 금연, 체중 관리 등)을 유지해야 한다. 그리고 호흡 곤란이나 흉통 등이 느껴지면 바로 병원을 찾아 증상의 원인을 확인해야 한다. 또한 고혈압, 당뇨병, 고지혈증 등을 진단받은 경우에는 정기적으로 검사를 받고 약물요법을 유지해야 한다. 우리나라의 심뇌혈관질환의 선행 요인으로는 흡연, 고혈압, 고지혈증, 비만, 당뇨병 등이 지목되므로, 결국 이들 질환에 대한 관리가 중요하다. 혈관질환은 건강 행태 변화와 질병의 조기 발견 및 관리로 실질적인 예방이 가능하다. 그러므로 건강한 생활습관을 유지하고 죽상경화증의 위험인자인 원인 질환을 적절히 치료함으로써 예방할 수 있다.

4.

독성물질 처리하는
간 건강 지키기

우리 몸의 침묵의 장기라는 간. 우리가 살아가는 데 꼭 필요한 여러 중요한 역할을 담당하기 때문에 항상 주의를 기울여야 하고 항상 관심을 가져야 하겠다. 만성 간질환의 발생을 예방하고 건강한 간을 지키기 위해서 우리는 무엇을 해야 할까? 검증되지 않은 많은 건강식품과 민간요법이 난무하는 인터넷 및 방송 매체를 보면 매우 혼란스러운 현실이다. 이에 누구나 쉽게 이해하고 따를 수 있는 건강한 간을 위한 5가지 약속을 소개하고자 한다.

독성물질 처리하는
간 건강 지키기

서울특별시보라매병원 소화기내과 교수 정용진

1. 서론

우리 몸 우상복부에 위치하고 있는 간은 횡격막(가로막)을 경계로 우측 폐와 접해 있는 장기로 우리 몸에 여러 중요한 일을 담당하고 있다. 독소(술과 약물에 들어 있는 독소)를 분해해 배설할 수 있도록 돕는 일뿐만 아니라, 담즙을 만들어 소화를 돕고, 우리 몸에 꼭 필요한 여러 단백질을 합성하기도 하며, 살균작용 등을 통해 면역력을 유지하는 등 매우 중요한 역할을 하고 있다.

잘 알려진 바와 같이 간은 침묵의 장기이다. 간 기능 검사에 이상이 보인다고 하더라도 보통 증상이 없는 경우가 많아서 간질환으로 우상복부에 통증이 있을 경우에는 정말 큰 문제가 있을 수 있다. 간암 같은 큰 문제가 아닐 경우는 대부분 담석에 의한 통증이나 간 주변을 지나가는 장에 가스가 차서 아픈 경우 등이 많다. 대부분의 지방간이나 만성 간염의 경우는 증상이 없거나 있어도 비특이적인 피로감과 전신 권태감, 우상복부 불편감 정도이므로 간과하고 넘어가는 경우가 많다.

예를 들어 눈 흰자위가 노랗게 변하는 황달(공막황달)이 발생하거나 복부팽만(복수)이 생겼을 경우에 병원을 찾는 경우가 있는데, 일부를 제외하고는 상태가 심각한 경우가 많다. 간 기능이 나쁘면 '빌리루빈'이라고 하는 황달색소가 증가해서 소변으로 배설될 경우 소변색이 진해지며, 공막에 축적되어 눈 흰자위가 노랗게 변하는 것이다. 복부 팽만도 장내 가스, 비만, 변비 등 큰 문제가 아닌 경우도 있지만 복수 때문에 복부 팽만을 호소하는 경우가 많다. 이 경우 심장이나 신장질환, 결핵성 복막염, 전이성 복막암 등의 경우도 있지만 대부분 복수의 원인은 진행성 간질환에 의해서 생긴다고 할 수 있다.

다시 강조하지만 간이 하는 일은 영양소의 분배에서부터 독소 배출, 호르몬의 대사와 면역기능 조절, 소화작용까지 다양하기 때문에 간 건강에 문제가 생기면 생명에 큰 위협이 될 수밖에 없다. 너무나 중요한 우리 몸의 일부이지만 많은 사람들이 잘 모르고 있고 소홀히 다루고 있는 간. 본론에서는 최근 빈도가 높아지고 있는 여러 간질환에 대한 간략한 설명과 치료 그리고 예방법을 다루고자 한다.

2. 본론

1) 비알코올성 지방간

비알코올성 지방간은 최근 계속 증가하는 추세이다. 우선 지방간이란 무엇인가? 지방간은 어떤 질병의 상태를 나타내는 것은 아니며 간세포 자체의 염증이나 파괴가 아니고 간세포 속에 지방이 축적된 상태를 말한다. 정상적인 간에도 지방이 3~5% 정도는 포함되어 있지만, 여러 가지 원인에 의해서 간세포에 지방이 이보다 많이 축적된 상태를 말한다.

지속적인 간효소수치 상승을 보이면서 유의한 정도의 알코올 섭취 병력이 없고 다른 원인(우리나라의 경우 만성 B형 간염 또는 만성 C형 간염 등)에 의한 만성 간질환이 배제된 환자의 대부분이 비알코올성 지방간질환이다. 원인으로는 비만, 당뇨병, 고지혈증, 약물 등이 있으며, 최근 비만 인구의 증가와 맞물려 비알코올성 지방간의 유병률이 계속 증가하고 있다.

대개는 증상이 없을 때가 많은데, 국가 건강검진을 포함한 검진을 통해 간 기능 검사 이상으로 병원을 방문하여 진단받는 경우가 대부분이다. 특히 술을 마시지 않는 여성들이 비알코올성 지방간으로 진단되는 경우가 많다. 이는 탄수화물과 당분 섭취가 잦은 것에 많은 원인을 찾을 수 있다. 일반적으로 지방간 하면 고기나 지방 섭취가 많을 때 생긴다고 생각하지만, 실제 우리 몸에 지방을 축적하는 것은 육류보다는 탄수화물과 당분이 더 많은 부분을 차지한다.

비알코올성 지방간질환의 치료는 질병의 중증도 및 기저 질환에 따라 달라지며 효과적인 단일 치료법은 없다. 간효소수치가 정상인 단순 지방간 환자에서는, 비만이 원인이라면 체중 감량(보통 5~10%)을 권유하며, 이 외에 특별한 치료가 필요하지 않다. 동반 질환(당뇨병, 고지혈증 등)이 있는 경우에는 동반 질환의 조절이 중요하며 적절한 식이요법 및 운동요법을 통해 체중 감량이 필요하다. 하지만 갑자기 체중을 줄이면 오히려 간질환이 악화되는 역설적인 경우가 생길 수 있으므로 점진적으로 (보통 한 달에 1~2kg 감량) 체중 감량을 하는 것이 안전하겠다.

지방간은 그 자체로 위험하진 않지만 지방간이 진행되면 간 기능 상실은 물론 간경변증에 이어 간암이라는 돌이킬 수 없는 결과를 초래할 수 있는 만큼, 적절한 운동과 식이요법(탄수화물과 당분 섭취 절제)을 병행하는 것이 중요하다.

2) 알코올성 간질환

인류의 역사와 함께 시작되었다는 술. 사람마다 제각각 주량이 다르고 술에 의한 간 손상 정도도 개인차가 있기 때문에 적당한 음주량을 정의하기가 매우 어렵다. 우리나라처럼 술에 관해 호방하고 너그러운 풍속을 가진 나라는 없을 것이다. 주량이 센 것이 마치 강한 남자의 상징으로 묘사되기도 하니까 말이다.

적당한 술의 양이 어느 정도인지를 묻는 경우가 많다. 물론 술을 마시지 않는 것이 간 건강에는 좋겠지만 술을 전혀 마시지 않는 사람에 비해서 매일 한 잔 정도의 술을 마시는 경우에 심혈관계 사망률이 감소하였다는 보고가 있어서 헷갈리기도 한다. 보통 한 잔의 의미는 약한 술은 잔이 크고 강한 술은 잔이 작은 경향이 있어 소주 1잔, 양주 1잔, 맥주 한 캔, 포도주 한 잔에 들어 있는 알코올의 양은 대개 10g 전후로 같다. 신체 각 부위에 미치는 알코올의 적정량을 고려한다면 하루 2잔 이내가 적당하다고 판단되지만, 여성에게는 알코올성 간질환이 더 심하고 더 빨리 나타나며 더 적은 양에서도 나타나므로 주의해야 하겠다. 또한 만성 간질환 환자(예를 들어 만성 B형 간염, 만성 C형 간염 환자)는 금주가 원칙이고, 임신 중인 여성에게 술은 절대 금기에 해당된다. 비록 심혈관계 보호 효과가 있다고 하더라도 술을 마시지 않는 사람에게 술을 권할 근거는 아직 없으므로 음주를 권할 수는 없다.

대개 알코올성 간질환 환자들은 거의 하루도 빠지지 않고 꾸준히 오랜 기간 술 마시는 습관이 있다. 한꺼번에 많은 양의 술을 마시는 것보다 적은 양이라도 매일같이 마시는 경우에 더 흔히 볼 수 있다. 물론 개인차가 있고 성별의 차이가 있다는 점을 알아야 한다.

우리가 섭취하는 알코올은 1g당 약 7.1kcal의 열량을 가지고 있는데, 실제로 한 잔의 술은 들어 있는 탄수화물의 양에 따라 약 70~100kcal의 열량을 갖는다. 이 열량은 우리 몸에 아주 중요한 미네랄이나 단백질, 비타민 등이 포함되어 있지 않은 "텅 빈 칼로리(empty calorie)"이며, 게다가 알코올은 소장에서의 비타민 흡수를 막고 간에서의 비타민 저장을 감소시킨다. 따라서 술을 마실 경우에는 단백질이 풍부한 안주를 같이 복용하는 것이 빈속에 술만 마시는 것보다는 좋다고 할 수 있다. 물론 과음하면서 많은 안주를 같이 먹는다면 지방간이라는 다른 복병을 생각해야 한다.

술에 취하지 않을 방법이 없듯이, 간에 손상을 주지 않고 먹는 방법은 없다. 단백질이 풍부한 안주와 함께 술을 최대한 덜 먹는 것이 간 건강을 위해 좋고, 기존의 만성 간질환으로 병원을 다니는 환자는 금주가 원칙이다. 숙취 해소에 좋다는 각종 음료나 음식도 과음까지는 해결해 주지 못한다. 또한 과음보다 더 위험한 것은 술을 자주 마시는 것이라는 점을 명심해야 한다.

3) 약물 유발성 간 손상

약물 유발성 간 손상은 실제 임상에서 급성 간염 환자의 약 10%를 차지할 정도로 종종 볼 수 있으며, 적절한 시기에 발견하지 못하면 심각한 결과를 초래할 수 있다. 약물 유발성 간 손상 진단에 특이적인 검사 방법은 없으며, 현재까지 인정되는 진단의 표준은 의심 약물 재투여 시의 악화 유무인데, 이는 윤리적으로 불가능하다. 따라서 임상적으로 의심하여 약물 복용력을 철저히 조사하고 인과 관계를 규명하고자 하는 노력이 가장 중요한 진단 방법이라고 하겠다. 또한 우리나라에서 흔한 바이러스 간염 외에 알코올성 간질환, 자가면역성 간염 등 다른 질환 등을 배제하고 약물 투여 후 발병하는 시간적 관계와 약물 중단 후 호전되는 양상 등을 종합하여 진단하

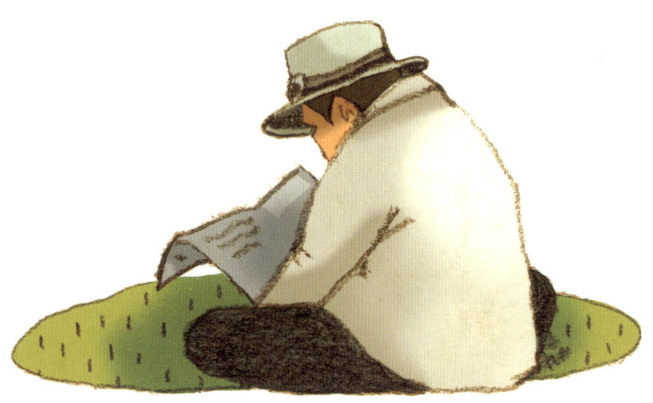

게 된다.

당뇨, 고혈압, 고지혈증 등 지속적인 약물 치료를 받고 있는 환자는 정기적인 검진과 평상시와 다른 증상 발생 시(전신 무력감, 식욕부진, 구역, 구토 등 비특이적 소화기 증상 및 우상복부 불편감 등) 바로 병원을 방문하는 것이 좋다. 또한 만성질환자는 검증되지 않은 수많은 건강식품에 주의를 기울여야 하며, 한약을 복용할 경우에도 발생할 수 있으므로 언제나 담당 의사와 상의 후 복용 여부를 결정하는 것이 바람직하다.

4) 바이러스 간염

(1) A형 간염

A형 간염은 감기 같은 바이러스성 질환으로 초기 증상도 감기 몸살로 시작하는 경우가 많다. 감기와 차이는 전신 피로가 감기보다는 더 심하게 오고 갑작스러운 식욕 감퇴와 구토, 설사, 소화불량 등 흔히 말하는 장염 증상이 동반된다.

A형 간염의 전파 경로는 오염된 음식이나 물을 섭취하는 경우로, 예를 들어 화장실에 다녀와서 손을 잘 씻지 않는 등 개인위생 관리가 좋지 못하면 발생할 수 있다. 과거에 위생 상태가 좋지 않았을 때에는 소아에서 이미 A형 간염에 감염이 된 후 자연 항체가 생기는 경우가 대부분이었다. 소아 A형 간염은 성인처럼 증상이 심하지 않고 가볍게 넘어가는 경우가 많아서 언제 A형 간염이 걸렸는지 알 수가 없다. 현재 40대 중후반 이후의 대부분 성인의 경우에 해당된

다고 하겠다. 역설적으로 환경이 개선되고 위생 상태가 좋아지면서 어린 시절 A형 간염에 감염되지 않고, 또한 예방접종의 기회도 없었던 많은 20~40대에서 급성 A형 간염의 발생률이 높아지게 된 것이다. 다행히 B형, C형 간염처럼 만성 간염으로의 진행은 없지만 성인이 감염되었을 때는 입원이 필요할 정도로 증상이 심한 경우가 많고, 아주 드물게는 간부전으로 악화되어 간이식을 해야 하는 경우도 있다.

A형 간염은 2015년부터 영유아에게 기본 접종(무료 접종)으로 주소지 관계없이 가까운 병·의원(보건소 포함)에서 생후 12~36개월 사이에 2회 접종하게 되어 있다. 현시점에서 우려가 되는 연령대는 20~40대로 A형 간염의 항체 보유율이 매우 낮아 향후 지속적으로 사회적 부담을 증가시킬 우려가 있다. 가능하면 가까운 병·의원에서 A형 간염 항체 검사를 시행하고 예방접종을 받는 것이 좋으며, 여러 사람이 모이는 장소에서는 개인위생에 신경을 써야 할 것이다.

(2) B형 간염

1980년대 거의 10%에 육박했던 B형 간염 보유율이 꾸준한 예방접종 사업(2002년부터는 주산기 예방접종 시작)으로 현재는 3% 정도의 보유율을 보일 정도로 낮아졌지만, 우리나라 간경변증, 간암의 주요 원인 인자일 정도로 사회 경제적 문제가 되는 전염병이다.

현재 우리나라에서는 정기 예방접종 계획에 B형 간염 예방을 포함시키고 있는데, 모든 신생아에게 출생 직후 B형 간염 백신을 접종하도록 하고 있다. 또한 B형 간염 보유자인 산모에게서 태어난 신생아는 출생 직후 12시간 이내 면역글로불린을 근육 주사하면서 생후 12시간 내 1차 예방접종을 시작하고 있으며, 이후 1개월 후, 6개월 후에 2차 및 3차 예방접종을 시행한다. B형 간염은 A형 간염과는 달리 음식이나 물로 전염되는 것이 아니라 환자의 혈액이나 체액에 피부의 상처나 점막이 노출될 경우에 전염될 수 있기 때문에 A형 간염처럼 쉽게 전염이 되는 것은 아니다. 물론 성인도 항체가 없는 경우에는 예방접종이 권유된다. 만약에 B형 간염 환자의 혈액이나 체액에 피부나 점막이 노출될 경우(예를 들어 주사바늘에 찔리는 경우), 혹은 성관계 등의 긴밀한 신체 접촉이 있는 경우 등에서는 B형 간염 면역글로불린을 가급적 빨리 투여하고 동시에 B형 간염 백신 접종을 시작한다.

만성 B형 간염 보유자는 정기적인 검진(보통 6개월 간격)을 통해서 경과 관찰을 해야 하고, 필요할 경우 항바이러스제를 지속적으로 복용해야 한다. 또한 간암의 고위험군이므로 40세 이상이면 6개월 간격으로 간 초음파 검사가 필요하다.

(3) C형 간염

C형 간염은 얼마 전까지 사회적 이슈가 되었다가 지금은 잠잠해졌지만, 다양한 감염 경로를 통해 지속적으로 환자가 발생하고 있다. C형 간염은 아직 예방접종 백신이 없으며 향후 전망도 불투명하다. 따라서 C형 간염의 예방은 C형 간염 환자의 진단 치료 및 감염 경로 차단에 중점을 두어야 한다. 1990년대 이전에는 많은 경우에 수혈을 통해 감염이 되었지만, 현재는 모든 헌혈 혈액에 대해 C형 간염

검사를 하기 때문에 수혈로 인한 감염은 거의 발생하지 않는다. 최근에는 문신, 침술, 피어싱, 성적 접촉, 정맥 투여 약물 중독자 등의 전파가 주요 감염 경로로 사회적인 안전지침의 확보 및 교육을 통해서 감염 확산 방지에 노력을 구해야 할 것이다. C형 간염도 간경변증, 간암의 주요 원인이며, 예방접종은 없지만 다행히 감염 초기에 빨리 진단하게 된다면 8~12주 정도의 항바이러스제 요법으로 치료가 가능하다.

5) 간경변증

우리나라 간경변증 환자의 대부분은 B형 간염 바이러스에 의한 것이고, C형 간염 바이러스, 알코올, 지방간 등이 원인이 될 수 있다. 침묵의 장기라고 하는 간의 특성상 간경변증 초기에는 증상이 없어서 검사를 하지 않으면 알 수가 없는 경우가 많다. 심해져서 복수가 차거나 황달이 생기거나, 토혈(식도 정맥류 출혈)이 생긴 이후에 병원을 찾는 경우도 종종 보게 된다. 간경변증은 간암으로 가는 과정이자 지름길로 대부분은 B형과 C형 간염에 의해서 발생하고 잦은 음주도 원인이 될 수 있으므로 조기에 만성 간질환이 있는지를 확인하고, 진행하지 않도록 적절한 치료와 철저한 자기 관리가 필요하다.

6) 간암

모든 사람에게서 암 발생은 두려움의 대상이다. 2016년 국가 암등록 통계를 보면 남자 암 발생 순위 중 간암은 위암, 폐암, 대장암, 전립선암 다음이었으며, 여성의 경우 유방암, 갑상선암, 대장암, 위암,

폐암 다음이었다. 간암은 다른 암과는 조금 다른 특징이 있는데, 대부분이 뚜렷한 위험 인자를 가지고 있다는 점이다. 만성 B형 간염이 가장 많은 원인을 차지하며(60~70%), 만성 C형 간염(10~15%), 알코올성 간경변증, 기타 다른 원인에 의한 간경변증 등이 위험 인자가 된다. 물론 상기 질환이 있는 환자에게 흡연, 음주, 비만이 동반되어 있을 경우 발생 가능성은 더 높아지는 것으로 알려져 있다.

B형이나 C형 감염자에서 음주는 간암 발생의 위험 인자이며, 다른 만성 간질환 환자에서 간질환의 진행과 간암 발생 위험을 증가시키는 것으로 알려져 있어, 만성 간질환 환자에게는 적은 양의 음주도 위험도를 증가시킬 수 있으므로 철저한 금주를 권장한다. 흡연 또한 만성 간질환(특히 만성 B형 간염 환자)에서 간암 발생과 연관 있다는 보고가 있으므로 금연을 권장해야 한다.

결론적으로 간암의 예방을 위해서는 B형 간염 예방접종을 통해서 만성 B형 간염을 원천적으로 차단을 하고, C형 간염에 대한 경각심(무분별한 문신, 피어싱, 무허가 침술 등)을 가지고 감염이 의심이 될 경우에는 조기에 진단하여 치료를 시행하며, 적절한 음주 습관, 체중 관리가 된다면 적어도 간암에 대한 두려움에서는 벗어날 수 있다고 판단된다.

3. 결론

우리 몸의 침묵의 장기라는 간. 우리가 살아가는 데 꼭 필요한 여러 중요한 역할을 담당하기 때문에 항상 주의를 기울여야 하고 항상 관심을 가져야 하겠다. 만성 간질환의 발생을 예방하고 건강한 간을 지키기 위해서 우리는 무엇을 해야 할까? 검증되지 않은 건강식품들과 민간요법이 난무하는 인터넷 및 방송 매체를 보면 매우 혼란스러운 것이 현실이다. 이에 누구나 쉽게 이해하고 따를 수 있는 건강한 간을 위한 5가지 약속(대한간학회)을 소개하고자 한다.

1) 바이러스간염 검사와 예방접종하기

바이러스간염에 걸려 있는지 여부와 항체가 있는지를 검사하는 것이 중요하다. A형 간염은 2회, B형 간염은 3회에 걸쳐 백신을 접종하면 간염 바이러스 감염을 막을 수 있고, C형 간염의 경우 아직 백신이 개발되지 않았지만 최근에 사용하는 여러 종류의 항바이러스제로 완치가 가능하므로, 성인들은 생애 적어도 한 번은 C형 간염 검사를 받아 볼 것을 권유한다.

2) 술과 약물 복용 주의

앞선 글에서도 설명했듯이, 막걸리, 맥주처럼 약한 술이라도 자주, 많이 마시면 알코올성 간질환이 생길 수 있다. 이는 간 손상의 정도는 알코올 도수가 아니라, 알코올 '양'에 비례하기 때문이다. 허용되는 술의 양은 개인의 특성 및 동반 질환, 성별 등을 고려해야 하겠지만 일반적으로 하루 1~2잔 정도를 벗어나는 음주는 건강에 해로울 수 있으며, 만일 만성 간질환이 있다면 금주를 하는 것이 바람직하다.

한편, 간은 우리가 복용한 약을 해독하는 기능을 한다. 확실한 근거 없이 주변의 말을 듣거나 인터넷, 방송 등에 소개되었다고 해서 무분별하게 약을 복용하면 간을 혹사시키는 것이다. 양약은 물론이고, 한약과 검증되지 않은 건강보조식품, 생약 모두 불필요하게 과다 복용하는 것은 간 건강을 위해 조심해야 한다. 기존에 간질환이 있는 환자들은 약 과다 복용으로 인한 부작용이 더 크게 올 수 있으므로 약 복용 전에는 항상 담당 의료진과 먼저 상의하고 복용 여부를 결정해야 한다.

3) 음식은 골고루, 현명하게 먹기

건강한 간을 위해서는 여러 가지 음식들을 골고루 먹되 지나치게 많이 먹는 것을 피해야 한다. 되도록 도정하지 않은 쌀이나 통밀가루, 그리고 잡곡 등을 많이 섭취하고, 매끼 섬유소가 풍부한 채소 반찬을 충분히 먹도록 한다. 청량음료나 주스, 과자나 흰 빵 등에 들어 있는 설탕, 꿀, 물엿, 액상 과당과 같은 단순당, 그리고 정제된 쌀과 밀가루 등은 우리 몸에서 빠르게 지방으로 바뀌어 지방간의 주범이 될 수 있으므로 과량 섭취하지 않는 것이 좋다. 한편 살코기, 생선, 계란, 콩, 두부, 우유 등 단백질 섭취를 늘리는 것이 도움이 된다. 여기서 주의할 점은 간 기능 저하가 동반되어 있는 진행성 간경변증 환자의 경우는 과도한 단백질 섭취가 간성뇌증(간성혼수)을 유발할 수 있으므로 주의해야 한다.

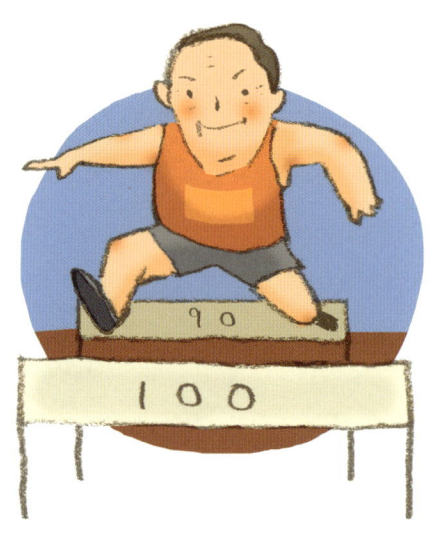

4) 일주일에 두 번 이상, 최소 30분 이상 운동하기

건강을 유지하려면 운동은 필수이다. 운동은 지방간 치료에 도움이 될 뿐 아니라 혈압을 내리고, 혈중 콜레스테롤을 감소시키며, 혈당도 내리고, 뼈와 근육을 건강하게 해 준다. 적어도 일주일에 2~3회 이상, 한 번에 30분 이상 시간을 들여 가볍게 땀이 날 정도의 유산소 운동을 하면 된다. 비만한 분들이라도 체중의 5%만 줄이면 간에 쌓인 지방을 상당량 줄일 수 있다고 알려져 있다.

5) 만성 간질환 환자는 적어도 6개월마다 검진하기

만성 간질환 특히 만성 B형, C형 간염, 알코올성 간질환(간경변증), 비알코올성 지방간 환자들은 약물 치료의 여부에 상관없이 정기적인 검진이 필요하다. 특히 간경변증 진단을 받거나 만성 B형 간염, 만성 C형 간염 환자는 간암 발생의 고위험군으로 초음파 검진을 6개월 간격으로 받아야 한다. 다행히 현재 의료보험공단에서는 이러한 고위험군 환자에게는 1년에 2번 간암 검진(간초음파와 혈청알파태아단백검사)을 지원하고 있다.

참고 문헌
- 김정룡. 소화기계 질환(제4판). 2016.
- 대한간학회. 간건강백서.
- 헬스 조선. 간의 침묵 늦기 전에 간과 소통하세요. 2016.

5.

행복한 삶을 위해서는
장 건강이 필수

100세 시대를 맞아 행복한 노년 생활을 유지하려면 잘 먹고 잘 소화시키고 배변 활동을 원활히 하는 것이 근본적으로 중요하다. 의식주의 기본인 식사 섭취를 잘하면서 여러 장 질환으로부터 장 건강을 유지하는 것이 노년의 삶의 질을 좌우할 것이다.

장 건강을 지키려면 무엇보다 단백질, 탄수화물, 지방 등 모든 음식과 영양소를 균형 있게 골고루 섭취하는 것이 가장 중요하며, 개개인의 기저 질환 및 건강 상태에 따라 권장되는 식품의 개별화가 필요하다.

행복한 삶을 위해서는
장 건강이 필수

서울대학교병원 소화기내과 교수 김주성
서울대학교병원 소화기내과 진료교수 강은애

100세 시대를 맞아 행복한 노년 생활을 유지하려면 잘 먹고 잘 소화시키고 배변 활동을 원활히 하는 것이 근본적으로 중요하다. 의식주의 기본인 식사 섭취를 잘하면서 여러 장 질환으로부터 장 건강을 유지하는 것이 노년의 삶의 질을 좌우할 것이다.

행복한 삶을 위한 장 건강 유지에 필요한 식이 및 영양, 스트레스 연관 장-뇌 상호 작용, 프로바이오틱스, 대장내시경을 통한 대장암 검진이라는 네 가지 항목으로 나누어 장 건강을 지키는 방법을 알아보고자 한다.

1. 식이 및 영양(diet and nutrition)

소화관은 몸과 뇌 기능에 영향을 주는 다양한 장내 세균으로 구성되어 있다. 장 건강을 유지하기 위해 올바른 식이를 하는 것은 기본적이며 매우 중요하다. 무엇을 먹느냐에 따라 음식이 직접적으로 장내의 세균 조성에 영향을 미치기 때문이다. 신선한 채소, 곡물, 콩류가 장 환경을 건강하게 유지시킬 수 있는 반면에 고기, 인스턴트 식품, 아스파탐(aspartame) 같은 합성 당류는 부정적인 영향을 미칠 수 있다. 장내 세균은 종류가 매우 다양하고 각 균들이 생존을 위해 소비하는 영양소가 다양하므로, 기본적으로 다양한 음식을 섭취하는 것을 권장한다. 다양한 영양소 섭취를 통해 장내 세균의 다양성을 유지하는 것이 장 건강에 유익하다.

식이섬유는 장의 건강을 유지하는 데 가장 중요한 성분이다. 식이섬유는 장내 좋은 기능을 하는 세균의 먹이가 되어 유익균의 발생 및 유지를 돕는다. 식이섬유가 장내 세균에 의해 분해되면서 발생하는 영양소, 비타민, 단쇄 지방산(short-chain fatty acid)은 면역 기능을 돕고 염증을 억제하며 비만을 줄인다. 식이섬유는 두 가지 종류로 구분할 수 있는데 수용성 및 비수용성 식이섬유로 나뉜다. 수용성 식이섬유는 혈당과 LDL 콜레스테롤을 낮추는 효과가 있으며 오트밀, 과일 및 채소에 함유되어 있다. 한편 비수용성 식이섬유는 장을 정화시키는 효과가 있고 통곡물, 콩, 과일 및 채소에 역시 함유되어 있다. 식이섬유는 게실염(diverticulitis)을 비롯한 장내 염증 예방 효과가 있고, 비수용성 식이섬유를 충분히 복용했을 때 게실염의 위험도를 40% 낮출 수 있다.

식이섬유 외에 발효 식품 또한 장 건강에 도움이 되며 우리 식단에서 중요한 식품이다. 발효 식품은 건강한 장내 세균을 공급해 준다. 이는 장 건강에 좋지 않은 세균에 비해 좋은 세균을 우세하게 만들며, 인체에 이로운 물질을 만들고 새로운 영양소를 발생시키므로 섭취 시 장 건강 유지에 도움이 된다. 발효 식품은 유산균이 파괴될 수 있으므로 가급적 다시 익히지 않고 그대로 섭취하는 것을 권고한다. 유산균을 포함한 건강한 세균을 많이 함유한 것으로 알려진 김치, 된장과 같은 발효 식품은 장 건강에 도움이 된다. 특히 김치는 암, 비만, 노화, 변비 증상에 효과적이고 면역체계와 피부 건강, 뇌 건강에 도움이 되는 것으로 알려져 있다. 된장은 암 예방이나 혈압 저하에도 도움이 되는데, 비유기농 콩으로 만든 된장은 대부분 유전자 변형이 되어 있는 경우가 많아 유기농 콩 혹은 된장 제품을 선택해야 한다. 템페(Tempeh, 인도네시아 콩 발효 식품), 사우어크라우트(sauerkraut, 절인 배추), 케피르(kefir, 발효유), 요구르트와 같은 발효 식품도 도움이 된다. 그러나 이러한 발효 식품 중 김치, 사우어크라우트처럼 소금에 절인 채소는 전체 채소 섭취량의 일부분이어야 한다. 절인 채소를 식단에서 채소의 주요 공급원으로 하면 하루 권장량보다 많은 양의 염분을 섭취하게 되는데, 이러한 경우에는 특정 형태의 암 발생을 증가시킬 수 있다. 그러므로 신선한 채소를 같이 섭취하는 것이 중요하다. 발효 식품은 소량씩 매일 먹고 식탁용 소금이나 간장 또는 다른 소스를 대체하는 용도로 섭취할 수 있다.

그 외 장 건강에는 녹색 채소인 브로콜리, 콜리플라워, 양배추, 케일도 도움이 된다. 아스파라거스에도 좋은 장내 세균의 먹이가 되는 프리바이오틱스(prebiotics)가 풍부하며 속의 더부룩함을 감소시켜 준다. 미역과 김 등의 해조류는 영양분과 섬유질이 풍부하여 "바

다의 보석"이라고 불리는데, 해조류를 많이 섭취했을 때 좋은 장내 세균이 증가한다. 또한 갈색 해조류에 함유된 물질인 알기네이트(alginate)는 소화관 점막의 기능을 강화시킨다. 바나나에는 칼륨과 마그네슘이 다량 함유되어 염증을 낮추는 데 도움이 되며, 속의 더부룩함을 감소시키고 체중 증가를 막는 데 도움이 된다. 사과, 특히 풋사과는 섬유질의 함량이 높고 좋은 장내 세균을 증가시킬 수 있다. 이 외 콩류, 돼지감자, 아마씨, 히카마, 마늘 등이 장 건강에 도움이 되는 식품이다.

장 건강을 지키려면 장의 건강에 해로운 음식을 피하는 것도 중요하다. 오랫동안 과음을 하게 되면 장내 세균의 변화를 유발하며, 알코올로 인한 조직 손상 및 간질환을 발생시킨다. 인공 감미료는 포도당 불내성을 유발하는데, 이 또한 장내 세균을 나쁘게 변화시킨다. 최근 고지방식이 인기를 얻고 있지만, 포화 지방과 트랜스 지방이 풍부한 식이 역시 장 건강에 좋지 않다. 버터와 고기의 지방 부위에 많은 것으로 알려진 포화 지방이 많이 포함된 식이는 장내의 나쁜 세균을 증가시키며 좋은 세균은 감소시킨다. 하지만 불포화 지방인 올리브유, 아보카도, 호두는 장 건강에 도움이 된다. 동물성 단백질이 많이 함유된 식사, 특히 붉은 살코기는 장내 유익한 세균에 영양을 공급하는 단쇄 지방산을 감소시키고, 나쁜 장내 세균은 유발하여 과민성 대장 증후군과 같은 질병의 발생 위험을 증가시킨다. 식품 첨가물이 많이 함유된 음식도 장의 염증을 유발할 수 있으며 과민성 대장 증후군의 발생 위험을 증가시킨다. 대부분의 식품 첨가물이 고지방, 저섬유소, 과도하게 가공된 식품에 존재한다고 여겨지는데, 이러한 음식은 피하는 것이 좋다.

결국 장 건강을 지키려면 무엇보다 단백질, 탄수화물, 지방 등 모든 음식과 영양소를 균형 있게 골고루 섭취하는 것이 가장 중요하며, 개개인의 기저 질환 및 건강 상태에 따라 권장되는 식품의 개별화가 필요하다.

2. 스트레스 연관 장-뇌 상호 작용 (stress-related gut-brain axis)

성인의 장내에는 10^{13}에서 10^{14}마리의 장내 미생물(gut microbiota)이 살고 있다. 이 수는 인간 체내의 총 세포 수보다 더 많으며, 무게는 1kg 이상으로 이는 인간의 뇌의 무게와 같다. 장내 미생물은 1,000종 이상의 다른 세균들로 구성되어 있다. 이러한 장내 미생물은 인간과 복잡한 공생 관계를 형성하는데, 인간은 장내 미생물에 영양분이 풍부한 환경을 제공해 주고, 장내 미생물은 인간 게놈에 포함되어 있지 않은 대사적·보호적인 기능을 인간에게 제공한다. 흥미롭게도 이러한 장내 미생물의 다양성을 유지하는 것은 장 건강뿐만이 아니라 인체의 다양한 장기, 특히 뇌의 정상적인 생리 기능을 유지하는 데 필수적이다. 장내 미생물의 불균형은 신생아에서부터 노년층에 이르기까지 모든 연령층의 신경학적, 정신건강적 관점의 뇌 기능에 악영향을 초래할 수 있다. 이러한 장내 미생물의 불균형은 출산 방법, 식이, 항생제, 다른 약제에의 노출과 같은 다양한 이유로 발

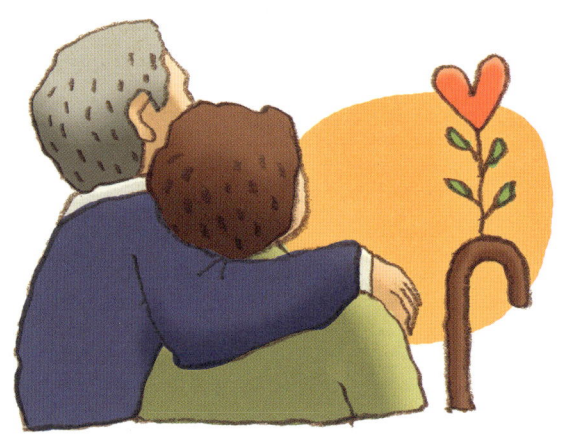

생할 수 있다.

　장-뇌 축(gut-brain axis)은 위장관계와 중추신경계 간 생화학적 신호의 교류가 이루어지는 것을 의미하며, 상호 작용은 양방향으로 이루어진다. 이러한 신호의 상호 작용은 복잡한 기전을 통해 발생하며, 아직 완전히 밝혀지지는 않았지만 신경, 내분비, 면역, 대사 경로가 모두 작용하는 것으로 알려져 있다. 또한 장-뇌 축에 장내 미생물이 매우 중요한 역할을 한다는 사실이 밝혀졌다. 이러한 장내 미생물은 국소적으로 장의 세포들 및 장내 신경조직과 상호 작용할 뿐 아니라 나아가 신경 내분비, 대사 통로를 통해 중추신경계와 직접적으로 작용한다. 장내 미생물은 세로토닌과 같은 주요 신경전달물질을 조절하기도 하며, 흥미롭게도 장내 미생물이 신경전달물질을 새롭게 합성하며 분비하기도 한다. 이렇게 장내 미생물이 뇌 기능 및 감정 상태에 영향을 미치므로 장의 신경조직은 제2의 뇌라고 불린다.

　스트레스 반응의 핵심적인 조절을 담당하는 시상하부-뇌하수체-부신 축은 포만감 및 공복감의 균형, 염증 반응을 담당하며, 또 장-뇌 축에도 상당한 영향을 미친다. 장은 뇌와 상호 작용하여 다양한 질병의 발생에 직간접적으로 작용하는데, 심리적 또는 육체적 스트레스가 발생하면 시상하부-뇌하수체-부신 축을 교란시키게 되며, 이로 인해 장-뇌 축 또한 항상성이 무너지고 교란이 발생하게 된다. 이때 여러 질병이 발생할 수 있으며, 대표적으로 과민성 대장 증후군과 같은 기능성 위장 장애의 발병과도 연관이 있다. 장-뇌 축의 항상성이 무너지게 되면 장내 미생물의 불균형이 발생하며, 이는 장의 활동성, 분비 기능에 이상을 일으켜 내장 과민성과 면역체계의 이상을 일으킨다. 과민성 대장 증후군과 같은 질환은 우울증, 불안 장애와 빈번히 같이 발생하기도 한다. 뇌는 장의 운동성, 위에서의 산과 점액 분비, 점막의 면역 반응도 조절한다. 이러한 작용은 모두 장 점막을 유지시켜 다양한 장내 미생물이 적절한 환경과 영양소가 있는 점막에서 자라게 한다. 만약 장-뇌 축의 교란이 발생하게 되면, 이러한 환경을 제공하지 못하게 되어 장내 미생물의 불균형을 초래하는 것이다.

　스트레스 환경에 있을 때 장 증상이 악화되는 경우도 장-뇌 축의 작용과 관련이 있으며, 이 또한 최근에는 기저에 장내 미생물이 중요한 역할을 하는 것으로 밝혀지고 있다. 과민성 대장 증후군 외에 주요 우울 장애, 조현병, 자폐증, 파킨슨병 및 비만의 발병에도 장내 미생물 및 장-뇌 축이 중요한 역할을 한다고 알려져 있다.

개인마다 유전적 요인과 환경적 요인이 복합적으로 작용하여 뇌 기능과 스트레스에 대한 반응 정도를 결정한다고 알려져 있고, 스트레스에 대한 반응 정도가 다른 것은 장내 미생물의 조성과도 연관이 있다. 구체적으로 장내 미생물과 중추신경이 어떻게 상호 작용하는지에 대한 다양한 가설이 있지만, 명확히 밝혀지지 않았으며 현재도 활발히 연구가 진행되고 있다. 다만 분명한 것은, 스트레스를 다스리고 스트레스 연관 질병을 조절하는 것이 장 증상을 개선시키고, 반대로 건강한 장을 유지하는 것이 뇌 기능에 좋은 영향을 줄 수 있다는 것이다.

3. 프로바이오틱스(probiotics)

앞서 언급했듯이 성인의 장에는 약 10^{13}에서 10^{14}마리 정도의 장내 세균이 존재하며 대장의 위치에 따라 세균의 수에 큰 차이가 난다고 알려져 있다. 최근 이러한 장내 세균에 대한 연구가 활발해지면서 특정 장내 세균이 숙주의 장내 염증 또는 기타 장기 및 전신에 발생할 수 있는 질환을 호전 또는 예방할 수 있다는 보고가 늘어나고 있다. 또한 그 인과 관계는 아직까지 명확하지 않으나 장내 세균층의 교란이 발생할 시 다양한 질병이 증가할 수 있다는 연관성을 시사하는 연구들도 수차례 발표된 바 있다. 특히 식이습관은 장내 세균 분포에 직접적인 영향을 끼치며 궁극적으로는 장내강의 생화학적 반응 패턴의 변화를 유발할 수 있는데, 가령 동물 실험에서는 고지방, 고당분

식인 서구화 식사를 할 경우, 장내 세균의 급격한 변화와 함께 유익한 장내 세균의 유의한 감소가 확인되었다.

이에 따라 인체에 유익한 장내 세균을 가리키는 프로바이오틱스에 대한 관심이 커지고 있다. 이는 적절한 식사를 통해 섭취할 수 있는데, 특히 발효 식품에 함유량이 많다고 알려져 있다. 이 외에도 프로바이오틱스의 먹이가 되어 증식을 돕는 프리바이오틱스(prebiotics) 역시 식이로 보충할 수 있으며, 특정 과일, 채소, 곡물에 함유량이 많다고 알려져 있다. 프로바이오틱스는 숙주의 장 건강에 면역 중재적인 작용을 한다고 알려져 있는데, 이는 직접적으로 대식 세포나 자연살해세포의 기능을 증가시키고 면역글로불린과 사이토카인의 분비를 조절할 뿐만 아니라, 간접적으로 장 상피의 장벽을 증대시키고 점액 분비를 조절하며 병원성 박테리아의 증식을 억제하는 역할을 하기 때문이다. 따라서 프로바이오틱스를 충분히 보충할 수 있다면 장내 항상성을 유지하고 장 건강을 촉진하는 데 도움이 될 수 있을 것으로 보인다.

이렇듯 프로바이오틱스에 대한 관심도가 높아지면서, 최근 다양한 건강보조식품 형태의 프로바이오틱스를 별도로 구매, 복용할 수 있게 되었다. 프로바이오틱스는 복부 불편감과 통증 외에도 면역 기능 증진 등의 효능이 있다고 선전되고 있다. 그러나 특정 프로바이오틱스에 따른 건강의 효능은 과학적으로 밝혀지지 않은 부분이 많고, 개개인에 따라 느끼는 효과도 다양할 수 있다. 현재까지 프로바이오틱스의 장 기능 개선 효과는 과민성 대장 증후군, 감염성 설사, 염증성 장질환 등 다양한 질환군에서 보고된 바는 있으나 연구마다 결론이 상이하여 논란이 있는 상태이다. 뿐만 아니라 선전 중인 특정 프로바이오틱스 제품과 그 효과가 일치한다고 확정 지을 수 없다. 따라서 프로바이오틱스는 약품보다는 건강보조식품의 개념으로 이해해야 할 것이다.

아울러 프로바이오틱스가 장까지 도달하여 효과를 나타내려면 위의 산성 환경을 통과해야 하는데, 그 과정에서 상당수의 프로바이오틱스가 소실된다고 알려져 있다. 따라서 프로바이오틱스 제제를 복용할 경우에는 그 효과를 극대화하기 위해서 공복 상태보다는 식전 30분 이내 또는 식사와 같이 복용하는 것이 좋다. 이는 음식이 프로바이오틱스의 생존에 완충 효과를 주어 위를 통과하도록 돕기 때문이다. 아울러 프로바이오틱스를 별도로 구매하여 복용하기 전에 우선 이것은 약이 아니라 건강기능식품임을 인지해야 하며, 실제 균 함량(colony-forming units, CFU)을 확인하고 다양한 균종이 함유된 제품을 권장한다. 물론 프로바이오틱스에 속하는 각 균종 하나하나가 인체에 어떠한 영향을 미치는지는 논란이 있지만, 다양한 균종을 함유한 프로바이오틱스 제제를 복용할 경우 개인에게 효과가 있을 기회가 많아질 수 있기 때문이다. 또한 유효 기간이 가깝거나 지난 프로바이오틱스 제제는 이미 생균이 아닐 가능성이 높으므로 복용 전 확인이 필요하다.

4. 대장암 검진-대장내시경(colonoscopy screening)

　대장암은 우리나라 남자에게 두 번째, 여자에게 세 번째로 흔한 암으로 최근 식습관의 변화, 서구화된 생활습관 등으로 그 발생률이 빠르게 증가하고 있다. 이에 우리나라는 국가 암검진 지원사업에서 대장암의 조기 발견을 위해 만 45세 이상 남녀에게 매년 분변잠혈반응검사를 시행하여, 이상 소견 시 대장내시경 검사를 시행하도록 권고하고 있다. 대장암은 일반적으로 정상 대장점막에서 양성종양인 선종(adenoma)을 거쳐 암까지 진행하므로, 대장의 전암성 병변과 대장암을 진단하고 치료할 수 있는 가장 우수한 검사 방법인 대장내시경을 통해 조기에 선종 또는 조기 대장암을 발견하여 치료하면 대장암으로 인한 사망률을 낮출 수 있다.
　특히 연령에 따른 대장암 발생률을 살펴보면, 50세 이전에는 발생률이 낮다가 50세를 전후하여 국내외의 경우 모두 가파르게 발생률이 증가하기 때문에, 적절한 시기에 대장암의 검진을 시작하는 것이 대장암으로 인한 사망률을 낮추는 데 큰 의미가 있을 것이다. 즉 대장암을 예방하려면 적절한 시기에 대장내시경을 통해 암 전구 병변인 선종을 확인하고 제거해야 한다.
　이러한 대장내시경을 잘 받기 위해서는 우선 대장내시경 질 관리가 잘 이루어지는 병원 또는 의원에서 검사를 받는 것이 중요하다. 대장내시경의 질 관리는 해당 병원에서 대장내시경 검사자의 선종 발견율, 내시경 삽입 성공률, 내시경 관찰 시간 등의 지표를 통해 평가할 수 있다.

수검자는 대장내시경 전에 장 정결을 완벽하게 하는 것이 매우 중요한데, 이는 장 정결이 잘되어 있어야 대장내시경 검사 시 놓치는 병변 없이 대장을 관찰할 수 있기 때문이다. 물론 내시경 검사 시 흡인으로 제거 가능한 잔변은 최대한 제거하여 관찰하지만, 장 정결이 불량하면 흡인으로 제거할 수 없는 고형변이 남아 있을 가능성이 높아진다. 이렇게 잔변으로 인해 관찰하지 못하는 범위가 증가할 경우 해당 범위에 존재하던 선종 또는 조기 암을 발견하지 못할 가능성이 높아지게 된다. 그 결과 발견하지 못한 선종 또는 조기 암이 진행하여 다음 검진 시기 이전 비교적 짧은 간격으로 암이 발생하는 간격암(interval colon cancer)이 발생할 가능성이 높아진다.

따라서 완벽한 대장내시경을 위한 준비로 대략 검사 3일 전부터 식이 조절이 필요한데, 공통적으로 김치, 채소, 나물류, 버섯류 등 섬유질이 많은 음식과 참외, 포도, 수박, 키위 등 씨가 있는 과일, 다시마, 김, 미역, 견과류, 잡곡, 검정콩, 검은깨, 질긴 고기류 등을 제한해야 한다. 대장내시경 검사 전 먹을 수 있는 음식으로는 건더기가 없고 부드러운 음식인 흰쌀밥, 흰죽, 국수, 두부, 달걀, 생선, 감자, 바나나 등이 있다. 검사 하루 전 저녁 식사는 6시 이전에 흰죽 또는 미음을 먹도록 하며 장정결제는 2번에 걸쳐 나누어 복용하는 분할 요법으로 복용해야 한다. 한편, 대장 정결 상태가 불량할 가능성이 있는 간경변, 뇌질환, 변비, 삼환계 항우울제 복용자, 고령, 당뇨병 환자의 경우에는 적절한 대장 정결을 위해 식이 및 장정결제 복용에서 더욱 더 세심한 주의가 필요하다.

이때 대장내시경은 분변잠혈검사나 대장이중조영검사와 다르게

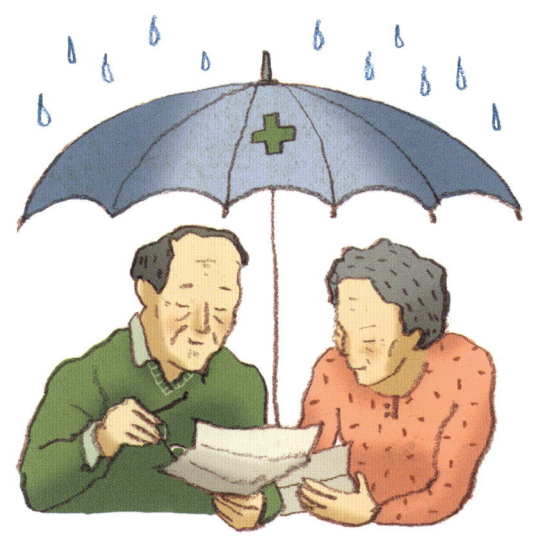

출혈 등의 합병증이 발생할 수 있는 침습적인 검사이기 때문에 검사 전 수검자의 출혈 경향성 유무를 확인해야 한다. 또 수검자가 백혈병, 골수이형성증후군, 혈우병 등 출혈 경향성이 있는 질환을 앓고 있을 경우 반드시 검사 전 대장내시경을 받고자 하는 병원 및 담당 주치의와 상의가 필요하다. 이와 함께 뇌졸중, 심근경색, 협심증 등의 기저 질환으로 인해 항혈전제, 항응고제 및 혈소판 응집억제제 등을 복용 중인 환자는 검사 전 약물의 중단 가능성에 대해 처방의와 상의해야 한다. 또한 대장내시경 검사 전 수검자의 불안 해소 및 검사 중 통증 조절과 대장 연동운동 억제를 위해 전 처치 약물을 투약하는 경우가 흔한데, 그 종류에는 진통제, 진경제 및 진정제 등이 있다. 대장내시경 시행 병원에 따라 다양한 종류의 전 처치 약물을 투약할 수 있는데, 드물지만 이러한 약제에 알레르기 반응을 일으키는 경우가 있기 때문에 수검자가 알레르기 병력이 있다면 검사 전 검사실 및 담당 주치의에게 알리는 것이 안전하다.

마지막으로 대장내시경은 한 번의 검사로 일평생 대장암을 예방할 수 있는 개념이 아니므로 주기적으로 검사를 시행해야 한다. 특히 선종이 발견되었다면 선종의 크기, 개수, 조직학적 특징에 따라서 암 발생의 위험도를 판단하여 다음 대장내시경 검사 시기를 결정해야 하고, 주치의와의 상담을 통해 개별화할 수 있다. 대장 용종이 있는 사람은 30~50%에서 동시성 용종을 가진다고 알려져 있는데, 이런 용종 중 1cm 미만의 용종은 종종 대장내시경에서 발견되지 못하는 경우가 많다. 대장 용종이 있을 때에는 속발성 대장 용종은 추적 검사의 기간과 방법에 따라 20~50%에서 발생한다고 알려져 있다. 따라서 개개인마다 대장내시경 검사 결과에 따라 적절한 추적 기간을 결정하는 것이 중요하다. 국내외 가이드라인에서는 선종이 3개 이상이거나, 크기가 1cm 이상이거나, 조직학적으로 고분화선종 또는 융모상 변화가 관찰될 때 고위험군에 해당되므로 3년 이후 추적 대장내시경 검사를 시행할 것을 권고한다. 만약 용종에 침습성 암이 동반되거나, 크고 무경성인 경우, 선종이 10개 이상일 경우에는 검사 간격을 더 줄여야 하며 3년 미만 내로 추적 대장내시경 검사를 시행할 것을 권고한다.

이 외의 경우에는 대개 5년 이후 추적 대장내시경 검사를 권고하게 되지만 검사 시 대장 정결 상태 및 선종의 완전 절제 여부에 따라 간격은 조정될 수 있다. 뿐만 아니라 염증성 장질환의 과거력, 대장암의 가족력(가족력이 있을 경우 가족관계 및 진단 시 연령), 대장

샘종의 가족력 등이 있을 경우 조금 더 대장내시경 검사의 간격이 좁혀질 수 있다.

결론적으로, 대장내시경 선별 검사는 한 번의 검사가 아니라 일종의 건강관리 프로그램이므로 개개인마다 주치의의 권고에 따라 적절한 간격을 두고 주기적으로 검사를 받는 것을 권장한다.

6.

삶의 윤활유인 호르몬 관리

호르몬은 삶의 윤활유다. 윤활이 안 되면 삶이 뻑뻑하고 소란하다. 그래서 반드시 필요하다. 그러나 덜 확인된 내용을 마치 비법인 양 권하고 덥석 따르는 일은 바람직하지 않다.

성공 노화는 늙음을 막아 없애는 환상이 아니라 쓸모 있는 잔여를 수정하여 추스르는 현실적 소망이며 노력이다. 삶도 늙음도 윤활하게 하는 것은 호르몬 자체가 아니라 호르몬을 제대로 알맞게 관리하는 데에 그 핵심이 있다.

삶의 윤활유인 호르몬 관리

한림대학교 의과대학 내분비내과 교수 유형준

윤활유는 기계 따위의 맞닿은 부분에서 열이 나는 것을 방지하고 마찰을 덜기 위해 치는 기름이다. 호르몬은 바로 그러한 일을 한다. 대사, 생식, 성장 등의 몸에서 일어나는 거의 모든 과정이 원활하게 작동하도록 하여 몸 안의 상태가 조화롭고 균형 있는 상태, 이른바 호메오스타시스(homeostasis)를 유지하게 한다. 먼저 호르몬에 대해 알아보면서 우리 삶의 윤활유인 호르몬의 관리를 이야기한다.

1. 호르몬이란?

호르몬은 영어로 hormone[호르몬]이며 '깨어나게 하다, 흥분시키다'란 뜻을 지닌 그리스어 'hormao[호르마오]'가 어원이다. 호르몬은 내분비선에서 생성되어 분비되는 몸의 특수 화학 메신저로 굶주림과 같은 단순한 기본적인 필요에서 재생산과 같은 복잡한 시스템에 이르기까지 대부분의 주요 신체 기능을 알맞게 움직이도록 조절

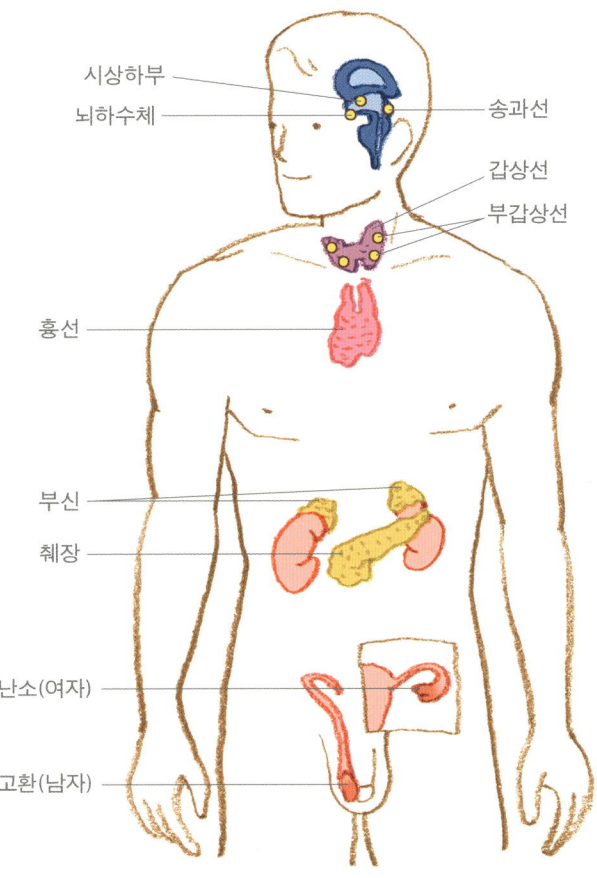

하며, 심지어 감정과 기분까지도 조절한다. 몸 안의 많은 종류의 호르몬이 무엇인지를 조금 더 이해하는 좋은 방법의 하나는 우리 몸에 있는 주요한 호르몬을 분비하는 내분비선(그림)의 이름과 하는 일을 살펴보는 일이다. 되도록 간동그려 정리한다.

철학자 데카르트가 정신이 존재하는 곳이라고 믿었던 송과선(松果腺, 솔방울 모양을 닮아 솔방울샘이라고도 함)에선 멜라토닌이 분비

된다. 외부 환경의 밤낮의 주기에 맞추어 몸 안에서 일어나는 일들(예를 들면 수면 조절 등)을 유지하는 일종의 통합조절 시계(master clock) 역할을 하지 않나 짐작할 뿐이다. 수면에 영향을 주는 멜라토닌의 세로토닌 유도체를 생성한다. 멜라토닌은 하루 종일 변화하며 어두워지면 증가하여 수면을 유도한다. 따라서 송과선에 이상이 생기면 멜라토닌 분비가 줄어들어 불면증이 생길 수 있다.

시상하부는 체온, 기아, 기분 및 다른 내분비선에서 분비되는 호르몬의 방출을 담당하고, 갈증, 수면 및 성욕을 조절한다.

뇌하수체는 다른 내분비선을 조절하여 모든 호르몬들의 기능을 전체적으로 조화시키는 교향악단의 지휘자와 같다. 뇌하수체에서 성장호르몬 분비가 지나치면 말단비대증이 생기고, 반대로 분비가 부족하면 왜소증[난쟁이]이 온다. 갑상선자극호르몬 분비가 과하면 갑상선기능항진증, 모자라면 갑상선기능저하증이 생긴다. 부신피질자극호르몬이 과도하게 분비되면 쿠싱병이, 분비가 안 되면 쉬한증후군이 발병한다. 프로락틴 분비가 비정상적으로 많아지면 고프로락틴혈증이 온다.

갑상선호르몬은 체온 유지, 근육의 긴장과 강도, 성장호르몬의 분비, 그리고 정서 상태 조절에 중요한 역할을 한다. 갑상선기능항진증은 갑상선호르몬이 넘쳐 갑상선 기능이 지나친 상태고, 갑상선기능저하증은 반대로 갑상선호르몬이 부족하여 기능이 감소한 상황이다.

부갑상선은 몸 안의 칼슘 양을 조절한다.

흉선은 면역 세포의 성숙을 포함한 몸의 면역 적응 체계의 기능을 조절한다.

부신은 스트레스 호르몬인 코르티솔, 성욕, 나트륨 조절 호르몬 등을 생산한다. 특히 코르티솔은 스트레스에 반응하여 몸을 돕기 때문에 '스트레스 호르몬'이라 불린다. 부신 기능이 너무 올라가면 쿠싱증후군이 오고, 부족하면 애디슨병이 온다.

췌장은 혈당치를 조절하는 데 도움이 되는 인슐린을 생성한다. 인슐린 분비의 부족 또는 결핍은 당뇨병의 주된 원인이다.

여성의 난소는 에스트로겐, 프로게스테론 등의 여성호르몬을 분비한다. 여성호르몬은 사춘기를 가져오고 임신을 위해 몸과 자궁을 준비하며 월경주기를 조절한다. 폐경기 동안 에스트로겐 수치의 변화는 여성이 경험하는 불편한 증상을 유발하기도 한다.

고환은 남성에서 남성 성호르몬인 테스토스테론을 생산하고 정자를 생산한다. 테스토스테론은 사춘기를 초래하고, 골밀도를 증가시키며, 얼굴 털의 성장을 유발하고, 근육량과 근육의 힘을 증가시킨다.

2. 호르몬 관리

1) 노화와 호르몬 관리

나이가 들어도 대부분의 호르몬들은 안정 시엔 제대로 분비되어 작용한다. 그러나 스트레스나 자극이 오면 그에 대한 반응이 미약해진다. 물론 안정 시에도 분비가 약해지고 작용도 둔해지는 호르몬이 있다. 예를 들어 여성에게 폐경이 오면 여성호르몬 분비가 갑자기 줄어든다.

이렇게 갑자기 줄어들거나 소실된 호르몬을 보충하여 채우면 노화를 늦출 수 있고 막을 수 있을까? 이 물음에 대해 두 가지 점을 고려해야 한다. 하나는 나이에 따라 줄어들 것은 줄어들어야 한다는 것이다. 예를 들어 신체의 성장이 이미 끝난 상태에서 성장호르몬을 투여하는 것이 자연스러운 일인가라는 점이다. 둘째는 몸의 다른 부분들은 모두 늙었는데 특정 부위에 작용하는 호르몬을 준다고 의미 있는가 하는 점이다. 이는 마치 다 낡은 양복의 단추만을 갈아 단다고 새 양복이 되지 않는 것과 같다. 그렇다면 현재 노화와 관련하여 언급되고 연구되고 있는 호르몬 관리는 어떠한 것들이 있나 알아본다.

성장호르몬 주사로 근육의 질을 좋게 하고 피부를 젊게 하는 효과가 보고되었으나 혈압을 올리고, 암과 갑상선기능저하증, 당뇨합병증의 발병 위험 등 부작용이 만만치 않다.

디히드로에피안드로스테론(DHEA)은 부신, 생식선, 뇌 등에서 분비되는 스테로이드 호르몬이다. 한때 '청춘의 샘물'이라 불릴 정도로 주목을 끌었던 적이 있다. 그러나 다모증多毛症, 전립선 비대와 암의 위험성이 있어 곧 시들해졌다.

멜라토닌은 저체온증, 졸음, 우울증, 주의력 산만 등을 일으켜 현재는 시차 극복에만 쓰인다.

여성호르몬(에스트로겐), 남성호르몬(안드로겐)은 부종, 간 기능 장애, 전립선암 촉진 악화, 고지혈증(콜레스테롤 상승), 수면 시 무호흡증, 음경지속발기증 등의 부작용을 초래할 수 있어서 전문의의 판단에 따라 사용한다.

결국, 노화와 관련한 호르몬 보충 요법은 내분비 전문의 또는 노인병 전문의의 경험과 지식에 의지해야 한다. 실례로 성호르몬의 경우 폐경기 증상이나 골다공증이 생길 때 여성호르몬을 투여하는 경우나 남성호르몬 부족으로 증상이나 소견이 나타날 때 등 이외에는 보충하지 않는다. 노화를 방지한다고 맘대로 멋대로 호르몬제제를 사용하는 것은 안쓰러운 일이 아닐 수 없다.

2) 근육감소증과 호르몬 관리

노인 열 명 중 두세 명은 근육감소증을 갖고 있다. 근육감소증을 줄여서 근감소증이라 한다. 이는 근육량과 근육의 힘이 감소하는 것이다. 근감소증은 낙상, 골절, 신체 장애 및 사망 등의 결과가 생길 가능성이 두드러지게 증가하는 진행성이고 전신적인 질환이다. 나이가 들면서 어쩔 수 없는 일이라고 여길 게 아니다. 운동과 영양으로 근감소증을 예방하고 관리해야 한다. 운동은 저항성 운동이나 근력 운동이 권장된다. 경험자의 지도에 따른 저항성 운동의 적절한 강도 및 빈도 조절은 부상의 위험을 최소화하면서 가장 큰 운동 효과를 가져다준다. 꾸준히 걷는 것만으로도 큰 도움이 된다. 운동과 함께 강조되는 영양 관리의 핵심은 단백질 섭취 등의 조절이다. 단백질을 어떻게 얼마나 섭취해야 하는지에 대한 논의는 지금도 계속되고 있다. 지금 시점에선 골고루 먹는 게 가장 실제적 방안이다. 이러한 생활 다듬기에 더하여 근감소증을 개선시킬 호르몬을 포함한 여러 약물에 대한 연구가 진행 중이다.

3) 비만과 호르몬 관리

 성장호르몬, 렙틴, 인슐린, 코르티솔 및 성호르몬 등은 대표적 비만 유발 관련 호르몬이다. 물론 이 밖에도 훨씬 더 많은 종류의 호르몬들이 관여한다. 이러한 호르몬의 과잉 또는 부족은 비만으로 이어질 수 있으며, 역으로 비만은 호르몬의 분비 이상을 일으킬 수 있다. 호르몬 관리의 측면에서 각각의 호르몬의 역할에 대해 알아본다.

 렙틴은 지방 세포에서 생산되어 분비되는 호르몬이다. 렙틴은 뇌의 특정 부위에 작용하여 식욕을 감소시킨다. 렙틴은 지방에 의해 생성되기 때문에 렙틴 수치는 정상 체중인 사람보다 비만인 사람에서 더 높다. 그러나 이 식욕 감소 호르몬의 수치가 더 높더라도 비만인 사람들은 렙틴의 효과에 민감하지 않으므로 식사 중 및 식사 후 전체적으로 식욕 감소를 느끼지 않는 경향이 있다. 이러한 렙틴의 역학을 이용하여 비만을 조절할 수 있지 않을까 주목하고 있다.

 인슐린은 췌장에서 생산되는 호르몬인데, 탄수화물의 조절과 지방의 신진대사에 관여하는 가장 중요한 호르몬이다. 인슐린은 근육, 간 및 지방과 같은 조직의 혈액에서 포도당 섭취를 촉진시켜 혈당을 조절한다. 비만한 사람은 인슐린의 작용을 둔하게 하는 인슐린 저항성이 두드러져서 혈당 조절이 망가져 제2형 당뇨병과 대사증후군이 발병하기 쉬운 상태가 된다.

 복부 주위의 지방은 심장질환, 뇌졸중 및 일부 관절염과 같은 비만 관련 질환의 발병에 해로운 역할을 한다. 에스트로겐과 안드로겐은 몸의 지방 분포에 관여한다. 남성과 폐경기 여성은 고환 또는 난소에서 많은 에스트로겐을 생성하지 않는다. 대신에 대부분의 에스트로겐은 폐경 전 난소에서 생산되는 것보다 훨씬 적은 양이지만 체지방에서 생산된다. 젊은 남성의 경우 남성호르몬은 고환에서 많이 생산된다. 남성과 여성의 성호르몬 수치의 연령 변화는 체지방 분포의 변화와 관련이 있다. 가임기 여성은 하체에 지방을 저장하는 경향이 있지만 노인과 폐경기 여성은 복부 주변에 지방을 저장하는 경향이 있다. 전자를 '서양 배 모양 비만', 후자를 '사과 모양 비만'이라 한다. 에스트로겐 보충제를 복용 중인 폐경기 여성은 복부 주위에 지방을 축적하지 않는다.

뇌하수체는 성장호르몬을 생산하며 이는 사람의 신장에 영향을 주며 뼈와 근육을 만드는 데 도움을 준다. 성장호르몬은 신진대사에도 영향을 미친다. 비만한 사람의 성장호르몬 수치가 정상 체중인 사람보다 낮다.

4) 여성의 호르몬 관리

여성호르몬을 보충해 주는 호르몬대체요법(HRT, Hormone Replacement Therapy)은 지난 20여 년간 폐경 전후의 갱년기 증상의 호전을 위해 시도되었다. 그 후 골다공증과 심혈관질환의 예방, 치료법으로 폐경 후 여성들에게 널리 쓰이다가, 여성호르몬 투여군에서 심혈관질환, 뇌졸중, 혈전질환과 유방암의 발생이 증가한다는 보고에 따라 적어도 심혈관질환의 일차 예방 치료법으로서 여성호르몬 치료는 더 이상 추천되지 않고 있다.

한편 여성호르몬 치료가 폐경기 증상을 호전시키고, 골다공증을 예방하는 것 이외에 여성에서 인지기능을 향상시킴으로써 치매를 예방할 수 있을 것이라는 기대 아래, 비교적 최근에 대규모 임상 연구들이 발표되고 있다. 좀 더 기다려 볼 일이다. 여기서는 여성호르몬 치료가 치매를 예방하는 데 도움이 될 수 있을지에 대하여 알아보기로 한다.

(1) 폐경과 여성호르몬 관리

나이가 듦에 따라 난소가 뇌하수체의 자극을 제대로 감지하지 못하게 되면서 난소 안에서 난자를 내고 에스트로겐, 프로게스테론과 같은 여성호르몬을 분비하는 난포 세포가 노화되어 난자 생성이 안 되고, 여성호르몬 농도가 감소하면서 생식기, 질, 자궁에 퇴행성 변화가 온다. 폐경이다. 폐경은 여성호르몬을 단기간에 감소시킨다. 그렇다면 반대로 여성호르몬 요법을 쓰면 늙는 걸 막을 수가 있을까. 여성호르몬인 에스트로겐을 투여하여 폐경을 막을 수는 없다. 폐경 후 에스트로겐을 쓰는 것은 이른바 폐경기후증후군에 의해 생활이 불편하거나 보다 더 큰 문제로 골다공증에 의한 골절이 걱정되어 사용하는 것이다. 여성호르몬은 안면홍조의 횟수와 정도를 줄이는 데 매우 효과적일 수 있다. 질 건조 및 뼈 손실을 줄이는 데도 효과적이다. 호르몬 치료는 알약, 패치, 링, 임플란트, 젤 또는 크림의 형태를 취할 수 있다.

여성들의 사회활동이 늘어나면서 폐경에 따른 여러 불편들을 하나의 생리적 자연 노화 현상으로 받아들이기엔 딱한 지경이 되었다. 폐경기후증후군은 말 그대로 폐경기가 오고 나서 발생하는 여러 증상들의 집합체이다. 에스트로겐으로 대표되는 여성호르몬의 결핍에 의해 일어나는 모든 증상들을 통틀어 이르는 것이다. 흔히 얼굴이 화끈대고, 땀나고, 가슴이 두근거리고, 불면증, 신경질, 불안 등등으로 그 증상은 많고 다양하다. 더러 이런 증상들이 있는 것만이 폐경기후 증후군으로 알고 있는 경향이 있으나 그렇지가 않다. 폐경기후증후군에는 뼈가 약해지는 골다공증을 포함하여 다양한 증상과 소견들이 있다. 보다 알기 쉽게 정리하여 증상들을 열거하면 다음과 같다.

식은땀이 나고, 두통과 손발 저림이 나타나며, 얼굴이 화끈대는 이른바 안면홍조가 오고, 가슴이 괜스레 두근거린다. 안면홍조 등의 증상은 대부분 폐경 후 2~4년 사이에 사라지는 것이 보통이나 약 20~30퍼센트는 8년 정도 계속된다. 증상이 가벼운 사람은 그런대로 지나나 증상이 현저한 경우에는 불편이 대단하다. 자연현상이 튀어나온 것임을 알지만 활동에 제약을 받는 까닭에 전문의의 도움이 필요하다. 자주 심장병, 신경정신과의 병으로 오인하여 시간과 경비를 낭비하는 것을 왕왕 본다. 이유 없이 불안하고, 신경질이 자꾸 나며, 우울하다. 불면증도 잦다. 게다가 툭하면 운다. 성교 시에 통증이 와서 불편을 느끼게 되어 자연히 성욕이 감퇴하며, 질의 위축이 온다. 소변을 자주 보고, 참지 못하게 된다. 허리에 통증이 별일 없이 생기고, 어디가 어떻게 아프다고 꼬집어 말하기가 어렵게 전신 근육이 아프다. 어깨 관절통과 팔꿈치 관절통도 흔히 온다. 피부가 건조해지고 가렵다. 피부가 굳고 비늘이 일어나는데, 특히 발뒤꿈치에 이런 현상이 두드러진다. 폐경에 따른 골의 소실로 골다공증이 심해져 골절의 확률이 높아진다.

폐경기후증후군의 불편한 증상들을 없애기 위해 여성호르몬을 투여한다. 요즈음은 일반에게도 잘 알려져 의사와 상의 없이 손수 구입해서 복용하는 경우도 많다. 대개 투여하자마자 증상이 씻은 듯 소멸되는 수가 많기 때문이다. 우스갯소리로 '의사가 명의 소리 듣는 것 중의 하나'가 폐경기후증후군에 여성호르몬 처방하는 것이라 할 정도로 효과가 극적인 예가 많다. 당연한 결과인 것이 노화에 의해 감소된 호르몬을 보충해 주기만 하면 원인이 해소가 되는 것이니 말이다.

에스트로겐을 쓰면 먼저 이른 혈관 운동 관련 증상, 비뇨기계 증상, 질 위축, 골다공증 등이 개선되어 여성호르몬 결핍 증상들이 해소되고, 편해지고, 성과 연관된 문제들이 슬며시 줄어든다. 그러나 장기간 복용 시 유방암, 자궁내막암, 혈전색전증, 에스트로겐 의존성 고혈압, 고지혈증(혈액 중에 지방질이 과도하게 많아지는 것) 등의 심각한 부작용들이 비전문적 투약에 의해 일어난다는 것을 상기하면 대단히 주의할 일이다. 아울러 지나치게 과량의 에스트로겐을 투약하면 유방에 통증, 다리 부종, 자궁경부의 점액대하(점액질 물질이 냉처럼 흘러나오는 것), 체중 증가, 자궁출혈이 올 수 있다. 따라서 에스트로겐의 투여는 신중에 신중을 기해야 하고, 만일 적응이 되어 투약을 시작하더라도 에스트로겐만 투약하느냐 또한 얼마나 오래 쓰느냐 같은 의학적 지식과 경험으로 투여 전, 중, 후 세심히 판단해야 부작용 없이 약물 치료를 할 수 있는 것이다. 더구나 에스트로겐과 프로게스트로겐을 병합 투여 시에 월경 출혈이 되돌아오는 수가 있기 때문에 충분한 지식과 설명이 요구된다. 노인의 월경은 의외의 실제 상황을 자아내고 있음도 살펴야 한다.

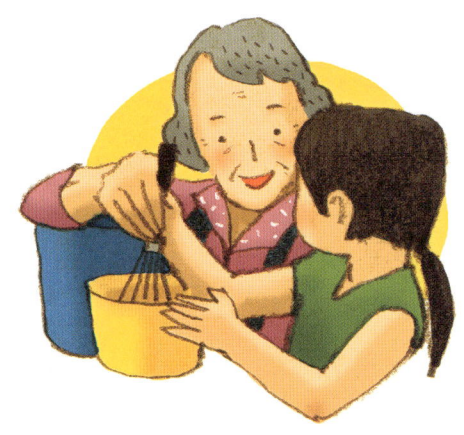

　호르몬 요법을 할 때는 반드시 심리 정신적 상담과 지지, 혈압과 체중의 정기적 체크, 내진을 포함한 진찰, 정기적 자궁경부와 질 검사, 혈당과 지질 측정, 간 기능 검사들이 요구된다. 무턱대고 호르몬을 투여하는 것은 안 그래도 자연적인 노화 현상에 거슬러 치료를 하는 의학적 무리가 따르는 일인데, 심지어 올바른 조언과 처방 없이 오남용하는 것은 안 된다. 호르몬의 투여 이외에 각각의 증상에 대한 대증요법이 실시될 수도 있다.

　폐경, 노화는 마치 비가 내리듯 우리에게 다가오는 자연현상이다. 그러나 비가 지나쳐 장마가 오거나 집이 낡아 비가 새면 홍수 대책, 집 수선을 서둘러야 하듯이 당연한 생리적 현상일지라도 다듬어야 한다. 그런데 다듬질보다 더욱 중요한 것은 잘 모르고 이리저리 헤매지 않는 것이다. 엉뚱한 약물요법을 하는 것은 더욱 문제다. 순리에 따른 현상임을 알고 차근차근 전문의와 상의하여 다스려 가야 한다.

(2) 치매와 여성호르몬 관리

예전의 연구들은 50세 이상의 폐경 여성에서 에스트로겐 호르몬이 인지기능을 좋게 한다는 보고를 한 적이 있다. 그러나 뒤이은 연구들에서 사용하는 에스트로겐의 종류, 투여 기간, 복용 순응도, 신경정신학적 검사 방법 등에 따라 결과에 차이가 나타나 인지기능 향상에 대한 효과가 일관된 경향을 보이지 않는다. 그러므로 에스트로겐 치료가 인지기능을 향상시키는지 또는 치매를 예방할 수 있는지에 대한 해답은 대규모 임상 연구의 결과를 통해 얻어야 할 것이다. 분명한 것은 이미 폐경 후 여성호르몬 치료의 위험이 치료로 얻는 이득보다 더 커서 더 이상 권고되고 있지 않다는 사실이다.

5) 남성의 호르몬 관리

(1) 남성 갱년기

남성에게도 갱년기가 있나? 여성처럼 시작이 분명하지는 않지만 있다고 본다. 수명이 길어지고, 가능한 한 조금 더 자신의 능력을 발휘하여 경제적 어려움을 극복하려는 분위기에서 소위 삶의 질에 대한 인식이 증대하면서, 즉 움직일 수 있다면 경제활동을 비롯해 활발히 활동하고자 하는 욕구가 증대하면서 남성 갱년기를 인정하는 경향이 커지고 있다.

남성에게는 여성처럼 여성호르몬이 극적으로 줄어들면서 가임기에서 폐경기로 전환되는 시기인 갱년기가 있는 것은 아니다. 그렇지만 남성의 갱년기에는 대개 남성호르몬인 안드로겐 호르몬의 분비가 줄어드는 경향이 있다. 여자는 폐경, 즉 난소를 내는 배란과 이에 동반하는 여성호르몬의 분비 및 출혈의 정지란 극적 구분 시기가 있으나 남성에겐 보다 두루뭉술하게 나타난다. 또한 여자에게는 순식간이라고 할 정도로 빠르게 오는 반면에 남자에게는 다양하게 서서히 온다. 남자의 경우 여자보다 10년 정도 늦게 온다.

남성 갱년기에는 매우 다양한 몸의 변화들이 나타나는데, 중요한 것들을 정리하면 다음과 같다. 모발 수가 감소한다. 기억력은 20대 이후 감소하지만, 집중력, 어휘력, 표현력은 크게 변하지 않는다. 50대 후반이 되면 고막이 두꺼워지고 귓속이 위축되면서 고음이나 고주파 인식이 감소한다. 노안이 온다. 심장과 폐의 기능이 감소하고, 지구력이 감소한다. 몸 안의 지방이 증가하여 상대적으로 근육이 준다. 이러한 변화는 지구력을 비롯한 다른 모든 기능의 감소를 가져온다. 오십, 칠십 세가 되어도 성욕은 충분히 느끼지만 섹스의 빈도는 대개 감소하는데 개인차가 크다. 그러나 발기 능력이 감소하여 임포텐츠가 올 확률이 증가한다.

남성 갱년기를 늦추기 위한 방법들 가운데 가장 적극적인 것이 남성호르몬인 안드로겐 투여이다. 그런데 전립선암, 정액 생산 억제 및 우리 몸에 이로운 고밀도 지단백(HDL) 콜레스테롤 감소 등의 부작용이 있어 전문의의 처방에 따라 신중히 시도해야 한다. 따라서 좀 더 강조되는 방법은 무리하지 않는 안정과 성생활을 포함한 건전한 생활이다. 적절한 운동과 넉넉한 영양 섭취도 도움이 된다. 이러한 방법들을 젊어서부터 차근차근 한다면 더욱 도움이 될 것이다. 물론 가장 먼저 할 일은 자연적 노화인지 아니면 약물, 비만, 갑상선기능

저하증, 알코올 섭취, 당뇨병, 고환 손상 등의 1차적 원인에 의한 병적 상태인지를 진찰을 받아 확인하는 것이다. 질병에 의한 것이라면 적극적으로 치료를 받아야 한다.

(2) 근감소증과 남성호르몬 관리

남성호르몬은 근육단백질의 합성을 증가시켜 근육비대를 만든다. 그러나 최근의 관찰들은 근육단백질 합성의 증가가 남성호르몬이 근비대를 유도하는 단독 또는 주된 기전이 아니라 이차적인 결과로서 발생한다는 것을 시사한다. 안드로겐에 의한 근육비대를 조정하는 분자 수준의 기전은 아직 잘 모른다. 근육에 대한 남성호르몬의 효과는 유전적 배경, 성장호르몬의 분비 상태, 영양, 사이토카인, 갑상샘호르몬, 부신피질호르몬 등과 같은 여러 인자들에 의해 조정된다. 남성호르몬은 또한 신경근육 전달에 대한 효과를 통해 근육 기능에 영향을 준다.

(3) 지방대사에 대한 남성호르몬의 효과

체지방 비율은 정상인에 비해 생식선기능저하가 있는 남자가 더 높다. 노인에서 남성호르몬 보충요법에 대한 장기간의 연구들은 지방량의 감소를 일관되게 보여 준다. 내장형 비만을 보이는 중년 남자에게 남성호르몬 보충요법은 인슐린 감수성을 개선시키고, 혈당과 혈압을 감소시킨다. 복강내 지방뿐만 아니라, 근육과 근육 사이의 지방 감소도 고용량의 테스토스테론과 관련이 있다.

(4) 노인의 남성호르몬 보충요법

남성호르몬 결핍이 있는 젊은 남자에 대한 단기간의 남성호르몬 사용은 상대적으로 안전한 반면, 노인에 대한 장기간의 남성호르몬 보충요법의 위험성은 아직까지 불명확하다. 테스토스테론 보충요법의 부작용에는 적혈구 수 증가, 수면 중 무호흡증 발생과 악화, 유방을 누르면 아프거나 부풀어 오름 등이 있다. 아울러 장기간 사용 시 전립선암과 죽상경화성 심장질환의 진행 가능성에 관한 우려가 있다. 남성호르몬이 전립선암을 일으키지 않는다는 데에 의견이 일치한다. 또한 내인성 혈청 테스토스테론 수치와 전립선암의 위험도 사이에 일관된 관계가 없다. 그러나 전립선암은 안드로겐-의존성 종양이며, 안드로겐 복용은 종양의 성장을 촉진시킬 수도 있다. 따라서 전립선암 병력이 있는 남자에게 남성호르몬 복용은 절대 금기다. 노인에선 현미경적으로 검사해야만 발견되고 밖으로는 드러나지 않는 무증상 전립선암을 갖고 있을 확률이 높다. 이런 경우에 남성호르몬을 복용하면 암이 진행할 가능성이 있다. 이처럼 지금까지 알려진 사실들을 토대로, 낮은 테스토스테론 수치를 보이는 노인에서 남성호르몬 보충요법의 임상적 이익과 위험성을 결정하기 위한 장기간의 연구가 진행되고 있다.

호르몬은 삶의 윤활유다. 윤활이 안 되면 삶이 뻑뻑하고 소란하다. 그래서 반드시 필요하다. 그러나 덜 확인된 내용을 마치 비법인 양 권하고 덥석 따르는 일은 바람직하지 않다. 윤활유가 내 몸과 나의 삶 자체는 아니다. 윤활유는 윤활유일 뿐이다. 더 기본이 되는 진실은 아직은 '노화를 막을 순 없다'는 것이다. 혹시 한두 종류의 호르몬이 삶의 한 부분에서 그 삶의 질을 다듬어 주거나 또는 노화를 늦출 가능성이 있을지는 모른다. 그러나 노화를 조절할 수 있는가를 따지기 전에 좀 더 진지하게 생각해 볼 것은 "노화는 무조건 막아야 하는가?"이다. '모든 인간이 모두 오래 살고 싶어 한다'를 마치 만인 숭배의 진리로 여기는 것이 타당한가. 오히려 삶의 길이보다 삶의 질을 더 값지게 살아가는 이들이 상대적으로 건강하고 생산적 신념을 지니고 있는 걸 드물지 않게 본다.

그래서 필자는 '노화 방지'라는 말을 사용하지 않는다. 대신에 '노화 수정'이라고 한다. 겸손을 과시하기 위한 억지가 아니다. 늙음에 의한 심신의 퇴화는 자연적이고 생리적 순응이다. 늙어 가는 순리를 거스르지 않고 할 수 있는 방법이 있다면 조금이라도 이득-진정한 절대 이득인지 당장 알 수는 없지만-을 바라는 소망에서 '노화 수정'이라 한다. 성공 노화는 늙음을 막아 없애는 환상이 아니라 쓸모 있는 잔여를 수정하여 추스르는 현실적 소망이며 노력이다. 삶도 늙음도 윤활하게 하는 것은 호르몬 자체가 아니라 호르몬을 제대로 알맞게 관리하는 데에 그 핵심이 있다.

참고 문헌
- 유형준. 노화에 따른 내분비대사 변화. 노년내과학·대한내과학회. 진기획. 2019, pp. 243-250.
- 유형준. 노화수정 클리닉. 열음사. 1999.
- 마르쿠스 메트카·폴리 하로미. 안미현, 김해숙 옮김(유형준 감수). 남성건강혁명. 매일경제신문사. 2002.
- 대한노인병학회. 노인병학(제3판). 범문에듀케이션. 2015.

7.

100세까지 총명하게 하는
뇌 건강법

인류의 치매 극복을 위한 도전은 아직 진행형이며, 도전의 끝이 언제일지도 장담하기 어렵다. 그래서 지금은 '예방'이 무엇보다 중요하다.
'뇌'는 인간의 노후를 건강과 행복으로 채워 줄 수 있는 열쇠이고, 이 열쇠를 반짝거리게 닦고 관리하는 것은 바로 우리 자신의 몫이다. 100세까지 총명한 뇌 만들기, 지금 바로 시작해야 한다.

100세까지 총명하게 하는
뇌 건강법

분당서울대학교병원 정신건강의학과 교수 김기웅

　불로장생不老長生은 어쩌면 태곳적부터 우리 인류의 유전자에 깊이 새겨진 궁극의 소망일지 모른다. 진나라 시황제는 봉래산에 숨겨진 불로초를 얻기 위해 3,000명의 소년 소녀까지 바쳤다 하니, 그 열망이 얼마나 강렬한 것인지 짐작할 수 있다.

　17세기 초 영국 작가 조너선 스위프트는 『걸리버 여행기』의 제3부 '하늘을 나는 섬나라' 편을 통해 장생의 고통을 신랄하게 그렸다. 이 작품에서 주인공 걸리버가 방문하게 된 '러그내그(Luggnagg)'라는 섬나라에는 '스트럴드브러그(struldbrug)'라는 영생인永生人들이 살고 있었다. 이들은 영원히 죽지 않도록 태어났지만, 젊음은 유지하지 못하고 끊임없이 늙어 가는 사람들이다. 80세가 넘으면 사회적으로 사망 선고를 받아, 생명 유지를 제외한 인간으로서의 모든 권리를 박탈당한 채 사회로부터 격리되어 고통스러운 천형을 견디며 살아야 했다.

　현재 우리 국민의 평균 수명은 80세를 훌쩍 넘어섰지만, 건강수명은 아직도 60대 초반에 머물고 있다. 21세기 대한민국, 20년에 가까운 건강하지 못한 노년이 스트럴드브러그의 저주처럼 되지 않는다고 장담할 수 있을까?

세계보건기구(World Health Organization, WHO)는 건강을 '단지 질병이 없거나 쇠약하지 않은 상태가 아니라, 신체적, 정신적, 사회적으로 완전히 안녕한 상태'라고 정의하고 있다. 뇌는 정신적 건강뿐만 아니라 사회적 건강과 신체적 건강을 유지하는 중추다. 뇌만 건강하다고 사람이 건강한 것은 아니지만, 뇌가 건강하지 않은 건강한 사람은 있을 수 없다.

인류의 고령화로 뇌 건강을 위협하는 질환들이 빠르게 늘고 있다. 치매가 대표적인 예다. 우리나라의 경우 65세 이상 노인 중 75만 명이 현재 치매를 앓고 있지만, 2050년에는 300만 명에 이를 것으로 추정된다. 환자를 직접 돌봐야 할 가족까지 고려하면, 치매의 직접적 영향을 받는 우리 국민이 1,000만 명을 넘게 되는 셈이다. 전 국민 4명 중 1명이 치매 환자이거나 치매 환자를 직접 돌봐야 한다는 뜻이다. 물론 치매는 우리나라만의 문제는 아니다. 선진 7개국 치매 수뇌회담(G7 Dementia Summit), 경제협력개발기구(OECD)의 10대 핵심국가치매관리정책 제안, 세계보건기구의 치매대응국제행동계획(Global action plan on the public health response to dementia) 등 국제사회는 지난 10년간 치매 극복을 위한 다각적 협력과 연구 투자를 이어 오고 있다. 그러나 2003년 이후 미국식품의약국(FDA) 승인을 받은 치매 치료 신약은 단 한 건도 없고, 치매 신약 개발 포기를 선언하는 제약사들도 출현하고 있다. 인류는 그간 수많은 불치병들을 극복해 왔고, 치매도 예외는 아니겠지만, 인류의 치매 극복을 위

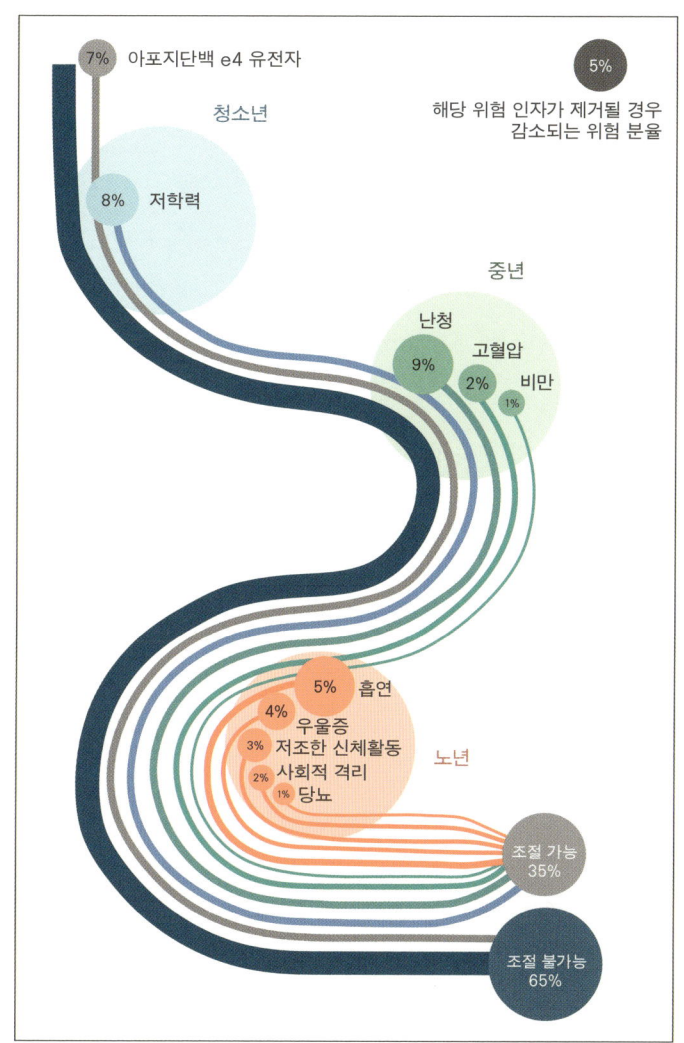

조절 가능한 치매 위험 인자의 일생 기여도 모델

한 도전은 아직 진행형이며, 도전의 끝이 언제일지도 장담하기 어렵다. 그래서 지금은 '예방'이 무엇보다 중요하다.

치매로부터 자유로운 총명한 뇌, 과연 개인의 노력으로 지켜 낼 수 있긴 한 걸까? 최근 발표된 체계적 고찰 연구 결과에 따르면 (Livingston G, Sommerlad A, Orgeta V, Costafreda SG, Huntley J, Ames D, Ballard C, Banerjee S, Burns A, Cohen-Mansfield J, Cooper C, Fox N, Gitlin LN, Howard R, Kales HC, Larson EB, Ritchie K, Rockwood K, Sampson EL, Samus Q, Schneider LS, Selbæk G, Teri L, Mukadam N. Dementia prevention, intervention, and care. Lancet. 2017 Dec 16; 390(10113): 2673-2734), 치매 발병 위험의 35%는 운동, 사회활동, 금연, 교육 등의 생활습관과 고혈압, 당뇨, 비만, 난청, 우울증 등의 질환관리에 의해 결정된다고 한다(그림). 결국 100세까지 총명한 뇌, 3분의 1은 자신에게 달려 있다는 뜻이다. 또 이 연구에서는 치매 예방이 노년기가 아니라 청장년기부터 시작되어야 한다고 강조하고 있다. 100세까지 총명한 뇌는 하루아침에 이루어지는 것이 아니라 평생에 걸친 꾸준한 실천으로만 달성 가능하다는 얘기다.

그렇다면 구체적으로 어떻게 하면 될까? 중앙치매센터가 발표한 '3-3-3 치매 예방 수칙'이 100세까지 총명한 뇌를 간직하는 주요 실천 전략들을 잘 담아내고 있다. '3-3-3 치매 예방 수칙'에는 실천할수록 좋은 3권勸, 아예 피해야 할 3금禁, 꾸준히 챙겨야 할 3행行이 있다. 3권勸에는 규칙적이고 균형 잡힌 식사, 규칙적인 운동, 꾸준한 지적 활동이 포함되고, 3금禁에는 금연, 절주, 뇌손상 방지가 포함되며, 3행行에는 고혈압, 당뇨, 고지혈증과 같은 생활습관 질환 관리, 우울증 관리 및 정기적인 치매 검진이 포함된다. 하나하나 살펴보자.

1. 규칙적이고 균형 잡힌 식사

첫 번째, 규칙적이고 균형 잡힌 식사다. 치매 예방에 좋은 특효약이나 식품을 찾는 이들이 많지만, 그런 약이나 식품은 없다. 핵심은 부족하면 치매 위험이 높아지고 뇌 건강이 나빠지는 영양소가 식단에 빠지지 않도록 관리하는 것이다. 뇌세포의 주 에너지원이 포도당인 만큼, 끼니를 거르지 않고 가공이나 정제되지 않은 탄수화물을 규칙적으로 섭취하는 것이 중요하다. 아미노산은 신경전달물질의 원료로 이용되거나 직접 신경전달물질로 작용한다. 20종의 필수아미노산 중 8종은 체내에서 합성되지 않아 반드시 음식으로 섭취해야 한다. 따라서 음식으로 섭취해야 하는 아미노산이 풍부한 달걀, 아몬드, 바나나, 치즈 등이 식단에 빠지지 않도록 하는 것이 좋다.

또 뇌는 산소와 포도당을 많이 쓰기 때문에 항산화작용이 있는 비타민 A, C, E, 코큐텐, 셀레늄 등이 풍부한 과일과 채소, 전곡류, 견과류 등이 식단에 빠지지 않는 것이 좋다. 심뇌혈관 건강에 좋지 않은 단 음식과 트랜스 지방은 피하는 것이 좋지만, 양질의 지방은 뇌 건강의 필수 요소이다. 따라서 등 푸른 생선, 견과류 등 불포화지방산이 풍부한 음식을 식단에 포함시키는 것이 좋다. 특히 등 푸른 생선에는 인지기능을 유지하는 데 필수적인 비타민 B12도 풍부하다. 임상시험을 통해 그 효과가 완전히 검증된 것은 아니지만, 카레에 포함된 커큐민의 항산화 및 항염증 작용이 치매 예방에 도움이 된다는 보고들이 있어, 카레를 이용한 음식도 식단에 고려해 보면 좋다.

2. 규칙적인 유산소 운동

두 번째, 규칙적인 유산소 운동이다. 규칙적인 유산소 운동은 치매 위험을 많게는 30%까지 낮출 수 있다. 유산소 운동은 뇌 혈류량을 증가시키고 BDNF(brain-derived neurotrophic factor)의 생산과 분비를 3배가량 높인다. BDNF는 신경세포의 생존, 성장, 분화 등을 촉진하는 단백질로, 기억 생성에도 중요한 역할을 한다. 유산소 운동은 고혈압, 당뇨, 고지혈증과 같이 뇌 건강을 위협하는 신체 질환의 발생 위험을 낮추고 경과를 개선시켜 간접적으로 치매 위험을 낮추기도 한다. 고령자의 경우, 실내보다는 햇볕을 쬘 수 있는 실외에서 걷거나 가볍게 뛰는 것이 좋고, 경사가 있는 길보다는 관절에 무리가 가지 않고 사고의 위험도 적은 평지에서 운동하는 것이 좋다. 일주일에 3회 이상, 한 번에 30분 이상 꾸준히 실천하면 된다.

3. 꾸준한 지적 활동

 세 번째, 꾸준한 지적 활동이다. 교육 수준이 낮을수록 치매 위험이 높다는 것은 이미 잘 알려진 사실이다. 특히 글을 읽지 못하면 치매 위험이 훨씬 더 높아진다. 성장기에 충분히 교육받을 기회가 없었던 분들, 특히 글씨를 읽지 못하는 분들은 늦게라도 글씨를 배우는 것이 뇌 건강을 유지하는 데 도움이 될 수 있다. 하루 종일 수동적으로 텔레비전만 시청하지 말고, 독서와 취미생활을 두루 섞어 하루를 보내야 한다. 꾸준히 독서를 하거나 외국어를 배우는 분들이 치매 위험이 낮다는 보고들이 많기 때문에, 하루 한 시간 정도는 능동적으로 머리를 쓸 수 있는 독서에 투자하는 것이 좋다.
 즐기며 소일할 수 있는 취미생활을 한두 가지 만드는 것이 필요하다. 젊어서부터 취미생활을 꾸준히 해 온 분들도 있지만 그렇지 않은 분들이 훨씬 더 많다. 나이를 의식하지 말고 본인의 취향과 소질에

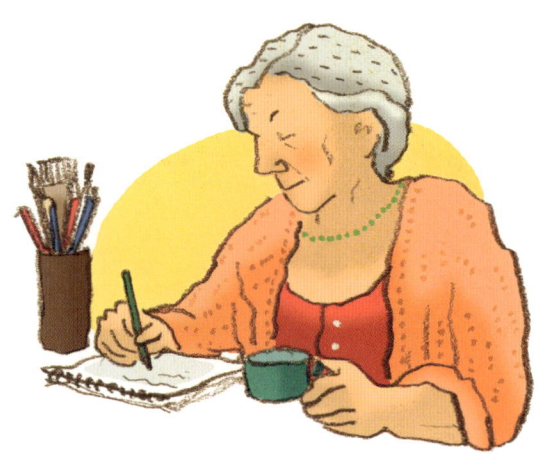

맞는 활동을 찾아야 한다. 한 번에 자기가 좋아하는 취미생활을 찾기 어려울지 모른다. 뇌 건강에 도움이 되는 특별한 취미생활이 따로 있는 것도 아니다. 꾸준히 이런저런 취미활동들을 시도해 보면서 자신이 즐길 수 있는 활동을 찾아내야 한다. 이런 과정 또한 뇌 건강에 큰 도움이 된다.

4. 금연

네 번째, 금연이다. 흡연은 만병의 근원이고, 치매도 예외가 아니다. 흡연은 뇌 건강을 위협하는 동맥경화나 심뇌혈관질환의 위험을 높이고, 유해산소와 염증을 유발하여 신경세포 손상을 촉진한다. 장기간 흡연한 사람들이 그렇지 않은 사람보다 치매 위험이 두 배 이상 높아진다는 보고들이 많다. 오히려 흡연자들 중에 치매 환자가 적었다는 보고도 일부 있었는데, 이는 흡연자들의 수명이 짧아 치매에 걸릴 나이까지 살지 못해서 발생한 결과로 확인되었다. 흡연자라도 6년 이상 장기간 금연하면 인지장애 위험이 다시 줄어든다고 하니, 만약 지금 흡연을 하고 있다면 당장 중지해야 한다.

5. 절주

다섯 번째, 절주다. 평생 음주량이 치매 위험과 비례하고, 과음과 폭음이 인지장애 위험을 두 배가량 높인다는 연구 보고들이 있다. 어떤 종류의 술이든, 한 번에 해당 주종에 맞는 술잔으로 3잔 이상 마시지 않도록 해야 한다. 한 잔 정도의 음주가 심뇌혈관질환이나 혈관성 요인으로 발생하는 인지장애에 도움이 된다는 연구 보고가 일부 있지만, 한 잔을 넘으면 그런 효과마저도 사라지게 된다. 뇌 건강을 유지하려면 과음은 절대 금물이다.

6. 머리를 다치지 않도록 관리

여섯 번째, 머리를 다치지 않도록 관리하는 것이다. 1분 이상 가볍게 정신을 잃을 정도로 머리를 다친 적이 있는 분들은 그렇지 않은 분들에 비해 치매 발생 위험이 2~4배 정도 높다. 머리를 다쳤을 때 뇌출혈과 같은 눈에 보이는 병변이 없는 경우도 마찬가지다. 특히 아포지단백 유전자가 4형인 사람들은 치매 발병 위험이 10배까지 훨씬 더 높아질 수 있다. 운동 전에는 반드시 주변을 안전하게 정돈해야 하고, 운동 중에는 항상 보호장구를 착용해서 머리를 다치지 않도록 대비해야 한다. 나이가 들면 키가 줄고 유연성과 균형감도 떨어지게 된다. 불과 1년 전만 해도 어려움 없이 넣고 꺼낼 수 있었던 물건을 꺼내다가 낙상하는 노인이 적지 않다. 자주 쓰는 물건은 자신의 눈높이를 넘지 않는 곳에 보관하는 것도 머리를 다치지 않게 보호하는 지혜다.

7. 생활습관 질환의 예방

일곱 번째, 고혈압, 당뇨, 고지혈증 등과 같은 생활습관 질환의 예방과 관리다. 이 질환들은 중장년부터 발생할 수 있고, 초반에는 자각 증상이 뚜렷치 않은 경우도 많아 자칫 관리가 소홀해지기 쉽다. 그러나 이 질환들은 각각 치매 위험을 1.5~2배가량 높이며, 특히 중년에 발생한 고혈압과 당뇨는 노년기 치매 위험에 미치는 영향이 크다. 정기 검진을 통해 고혈압, 당뇨, 고지혈증을 조기에 발견해야 하고, 당장 느껴지는 불편이 없더라도 혈압, 혈당, 혈중 지질을 철저히 관리해야 한다.

8. 우울증의 예방과 관리

여덟 번째, 우울증의 예방과 관리다. 우울증은 치매의 위험을 2배 이상 증가시키는 대표적인 위험 인자이다. 우울증은 재발 횟수에 비례하여 치매 위험을 증가시킨다. 우울증이나 만성적인 스트레스는 시상하부-뇌하수체-부신 축(hypothalamus-pituitary-adrenal axis; HPA axis)을 과도하게 자극하여 글루코코르티코이드라는 부신피질 호르몬 분비를 증가시킨다. 해마와 같이 알츠하이머병에서 가장 먼저 손상되는 뇌 부위는 글루코코르티코이드 수용체가 많기 때문에, 혈중 글루코코르티코이드 농도가 증가되면 가장 쉽게 손상을 받을 수 있다. 따라서 평소 우울증에 걸리지 않도록 적극적으로 소통하고, 나

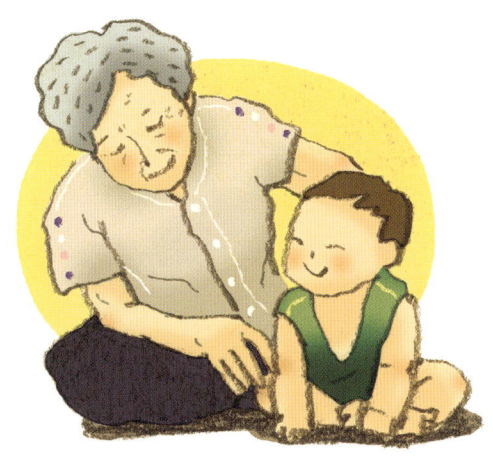

름의 스트레스 관리법도 꾸준히 다져 나가는 것이 중요하다. 일단 우울증이 발병하면, 유병 기간이 길어지지 않도록 조기에 진단하여 적극적으로 치료해야 하고, 재발하지 않도록 증상이 호전된 후에도 전문의와 상담하여 적정 기간 치료를 유지하는 것이 중요하다.

9. 정기적인 치매 검진

끝으로 정기적인 치매 검진이다. 전술한 바와 같이, 치매 위험의 3분의 1은 우리 손에 달려 있지만, 나머지 3분의 2는 아직은 밝혀지지 않은 생활습관이나 유전적 요인에 의해 결정된다. 따라서 치매 예방을 위한 생활습관을 꾸준히 실천한다고 해도, 치매 위험으로부터 완전히 자유로울 수 없다. 그러므로 60세가 넘으면 해마다 한 번씩 정기적으로 치매 조기 검진을 받는 것이 필요하다. 60세 이상의 대한

민국 국민은 누구나 가까운 동네 치매안심센터에서 치매에 대한 검진을 무료로 받을 수 있다.

　최근 수면이 치매 위험에 미치는 영향이 학계의 주목을 받고 있다. 특히 우리 몸이 알츠하이머병을 유발하는 원인 물질인 베타아밀로이드 단백질을 깊은 수면 단계에서만 청소해 낼 수 있다는 사실이 확인되면서, 만성적인 수면장애가 치매 위험을 높일 가능성이 제기되고 있고, 역학 연구를 통해 일부 사실로 확인되고 있다. 또 깊은 수면과 얕은 수면이 주기적으로 번갈아 일어나야만 기억이 제대로 형성될 수 있기 때문에, 치매가 발생하지 않더라도 수면의 질이 좋지 않으면 일상에서 기억장애를 많이 겪게 된다. 불면을 치료하기 위해 복용하는 약물도 문제다. 장기간 수면제를 복용하게 되면 치매 위험이 높아진다는 보고들이 많다. 수면 건강을 지키기 위해서는 우선 잠자리에 드는 시간과 잠자는 환경을 일정하게 유지하는 것이 좋다. 침실의 온도는 다소 시원한 편이 좋다. 주간에는 충분히 햇볕을 쐬고, 운동을 해 주는 것이 수면에 도움이 된다. 낮잠은 잔다면 30분 이내로 짧아야 하며, 수면에 방해가 되는 카페인은 오후에는 섭취하지 않아야 하고, 저녁은 과식하지 않도록 해야 한다.

　여성들은 앞서 소개한 수칙들을 더 철저히 실천할 필요가 있다. 최근, 뇌 속에 축적된 치매 유발 단백질의 양이 동일해도, 남성보다 여성이 치매가 더 잘 생기고 증상도 더 심할 수 있다는 연구 보고가 이어지고 있다. 이런 남녀 차가 왜 발생하는지는 아직 밝혀지지 않았지만, 노화에 따른 남녀 간 호르몬 변화의 차이나 출산 등 여성 고유의 생식행동 등이 관계될 것으로 추정된다.

불행하게도 필자는 현대판 스트럴드브러그들과 자주 마주치게 된다. 러그내그의 스트럴드브러그처럼 영원히 불행을 짊어지고 살아야 하는 것은 아니지만, 20년 가까이 건강하지 않은 뇌로 삶을 영위하는 것은 결코 쉬운 일이 아님을 배우고 있다. '뇌'는 이 20년을 건강과 행복으로 채워 줄 수 있는 열쇠이고, 이 열쇠를 반짝거리게 닦고 관리하는 것은 바로 우리 자신의 몫이다. 100세까지 총명한 뇌 만들기, 지금 바로 시작해야 한다.

8.

미국 백세인들의
건강 100세를 향한 삶

100세 건강을 위해선 건강한 백세인, 즉 자연의 순리대로 남들처럼 살았는데도 100년간을 건강하게 산 사람들의 특징을 알아내는 일부터 시작해야 할 것이다. 평생 병 한번 앓지 않고 살아온 볼니 카바노 할아버지나 에로니안 할머니, 90살이 돼서야 골다공증과 고혈압 진단을 받은 샬럿 치프만 할머니, 59세 이후 줄곧 심장병 진단을 받고도 건강한 사회생활까지 하는 루벤 랜도 할아버지. 이들로 하여금 100년이란 긴 세월 동안 심신의 기능을 정상적으로 유지하게 하는 원동력은 과연 무엇일까.

미국 백세인들의
건강 100세를 향한 삶

국립중앙의료원 건강증진예방센터장 황세희

　백세인(百歲人, Centenarian) 시대가 현실로 다가왔다. 시작은 새 천년이 시작되던 2000년대에 들어서면서다. 20세기 현대 의학의 눈부신 발전은 100세 시대가 현실임을 알리는 신호를 사방에서 내보내기 시작했다. 의학계에서는 각종 난치병에 효험을 볼 수 있다는 신약을 속속 출시했고 첨단 장비 개발은 조기 진단과 정밀 수술을 가능케 했다. 그 결과 간암 수술처럼 대량 출혈과 대량 수혈이 공식화되던 수술조차 무혈 수술에 가까울 정도로 진보했으며, 자연 수술 합병증도 확연히 감소했다. 특히 발달된 IT 산업이 현대 의학에 힘을 보태자 동서고금을 막론하고 인류가 꿈꾸어 왔던 불로장생不老長生은 머지않아 현실화되는 듯했다. 그 희망의 중심에는 '인간게놈프로젝트(HGP: human genome project) 완성'이 있었다.

　게놈(genome)은 유전자(gene)와 염색체(chromosome)를 합쳐서 만든 단어로 생명체의 유전 정보-DNA로 구성-를 담고 있다. 인간게놈프로젝트는 인간 게놈의 모든 염기 서열을 해석하겠다는 계획인데, 1990년 미국 에너지부(DOE)와 국립보건원(NIH) 등이 연구비를 제공하면서 연구는 일사천리로 진행됐다. 10년이 지난 2000년에는 그 밑그림이 발표됐고, 그 후 3년이 지난 2003년에는 완성된 모습-즉 인간 유전자 99%의 염기 서열을 99.99%의 정확도로 공개하는 일이 가능해졌다. 인간 게놈의 서열을 알아낸 과학자들은 그 데이터를 제대로 해석하기만 하면 암이나 알츠하이머치매 같은 유전자 관련 난치병을 수월하게 극복할 것이라는 꿈에 부풀어 있었다. 예컨대 암 발생에 관여하는 유전자를 밝혀내면 그 기능과 돌연변이 가능성을 분석해 신약 개발이나 유전자 치료가 가능해지기 때문이다.

이런 의과학계의 변화에 힘입어 국내에서도 '9988(99세까지 팔팔하게 살자는 뜻) 인생'을 외치며 백세인에 관심을 가지는 수요가 늘어났다. 예로부터 지피지기知彼知己면 백전백승百戰百勝이라고 했다. 부자 되기 원하는 사람이라면 부자의 모든 것에 대해 많이 알고자 하듯 100세 건강을 위해선 건강한 백세인, 즉 자연의 순리대로 남들처럼 살았는데도 100년간을 건강하게 산 사람들의 특징을 알아내는 일부터 시작해야 할 것이다.

1. 백세인 연구팀을 찾아서

필자 역시 이 궁금증을 해소하기 위해 2002년 말 미국의 보스턴으로 향했었다. 당시 보스턴은 미국 인체 노화 연구의 산실인 미국 뉴잉글랜드 지역 백세인 연구팀을 이끌고 있는 보스턴 의대 토머스 펄 교수가 있는 곳이었다. 그를 만나게 되면 연구 대상인 백세인도 만날 수 있을 터였다.

일단 계획이 서자 펄 교수와 연락해 도움을 요청하였는데, 그는 내게 보스턴에 오면 본인이 할 수 있는 한 최선을 다해 도와주겠다는 약속을 했다. 보스턴을 향하기 전 내가 가졌던 궁금증의 출발점은 하버드 의대 내과 전문의 출신인 펄 교수가 왜 백세인 연구에 매진하게 됐을까 하는 점이었다. 그래서 펄 교수를 처음 만났을 때 나는 가벼운 인사를 나눈 뒤 곧바로 왜 백세인 연구에 매달리게 되었는지에 관해 물어봤다. 그는 "건강한 백세인들을 실제로 접하면서 기존 의학상식을 뒤엎는 현실을 보았기 때문"이라는 답을 했다.

지금도 대부분의 의료인들조차 그렇게 생각하지만 펄 교수가 내과 전문의를 취득했던 30년 전에는 '나이 들수록 많이 아프다(The sickest is the oldest)'는 말은 의학계의 상식이었다. 펄 교수 역시 그런 생각을 했었다. 그러다 내과 전문의를 취득한 그가 노인 재활센터를 방문해서 알게 된 고령자들의 실제 모습은 의학계의 상식에 반反했다고 한다. 80세 노인을 돌보는 백세인 자원봉사자, 20년 이상 젊은 노인들을 위해 피아노 연주를 해 주던 백세인 할머니를 관찰하는 일도 놀라운 경험이었다고 한다. 특히 콧대 높은 85세 할머니의 환심을 사기 위해 그녀의 옷을 정성스럽게 만들며 설레는 마음을 표현하던 백세인 할아버지의 모습은 신선한 충격이었다. '정정한 백세인'들을 확인한 펄 교수는 '나이와 질병은 동반자가 아니구나'라는 새로운 진리를 깨달았고, 그때부터 건강한 백세인의 신비를 탐구하기 시작했다고 한다.

그의 주된 연구 대상은 미국에서도 시민들의 교육·건강 지수가 높은 보스턴 지역을 중심으로 주변의 8개 마을에 사는 백세인들이었다. 그들을 관찰한 결과 백세인들은 90% 이상이 92세가 될 때까지는 병 없이 산다는 사실을 알게 됐다. 물론 모든 백세인이 병 없는 삶을 누리는 것은 아니다. 하지만 분명한 사실은 백세인들은 보통 사람들에 비해 노화가 매우 천천히 진행될 뿐 아니라 성인병으로 알려진 심장병·뇌졸중·암·당뇨병·알츠하이머치매 등의 발병 위험이 현저히 낮았다. 의학적으로도 노화 그 자체가 병은 아니며 병을 일으키는 원인도 아니다. 다만 질병에 취약해지는 상태일 뿐이다. 따라서 노화의 신비를 밝히는 일은 질병에 강해지는 방법을 알아내는 것을 의미한다고 볼 수 있다.

2. 백세인의 세 가지 유형

펄 박사는 백세인의 유형을 크게 세 가지 타입으로 분류했다. 첫 번째는 누구나 꿈꾸는 유형으로 질병이 사람을 피하기라도 하듯 평생을 병 없이 사는 질병 회피형(disease escaped type)이다. 평생 건강한 삶을 누리다가 모든 장기의 최대 사용 기간이 끝나 거의 비슷한 시기에 작동을 멈추면서 사망한다. 또 다른 타입은 질병 발생 시기가 매우 늦은 질병 지연형(disease delayed type)이다. 투병 기간이 보통 사람에 비해 매우 짧은 사람들이다. 마지막은 노화 관련 만성병에 걸리더라도 질병을 잘 관리하면서 100세까지 기능을 유지하며 사는 질병 극복 후 생존 유형이다.

백세인에 대한 여러 가지 지식과 정보를 알려 준 펄 교수는 내게

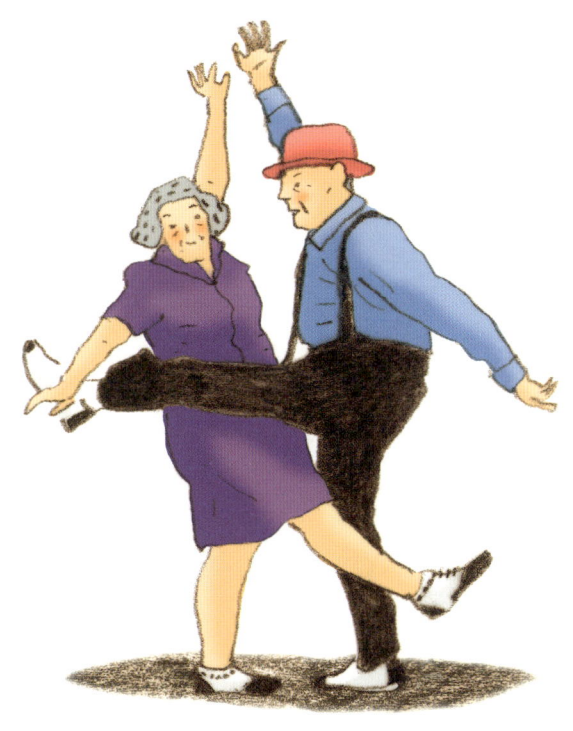

　간혹 해외토픽에서나 접할 수 있는 건강 백세인을 만나러 함께 노년학회장으로 가자고 나를 인도했다. 그곳에 도착하자 연신 유쾌한 웃음을 지으며 어울리고 있는 백세인들을 볼 수 있었다. 참으로 천진하고 즐거운 분위기를 자아내던 그들의 모습은 인간의 강인한 생명력을 보여 주면서 잔잔한 감동을 불러일으켰다.

　그중에서도 가장 활기찬 음성이 눈에 띄었던 101세 할아버지인 볼니 카바노 씨. 젊은 시절 아마추어 복서였다는 그는 시종일관 입에 미소를 머금은 채 초고령 나이를 극복하고 인생을 신나게 살아가는 여러 가지 방법을 말했는데, 특히 100세 생일 파티 때 10대들과 어울려 드라이브를 즐긴 일을 자랑했다. 카바노 씨는 자신의 장수 비결로 "언제나 청년들과 교류하면서 그들의 생각과 마음을 따라가려고 노력하며 살았던 생활 태도"를 꼽았다. 100년을 넘게 살면서도 평생 병원 신세는 한 번도 진 적이 없단다. 그는 백세인 유형 중 가장 이상적인 '질병 회피형'인 셈이다.

매주 젊은 사람들과 어울려 요가를 즐긴다는 샬럿 치프먼 씨의 취미는 일가친척의 생일마다 빠짐없이 예쁜 카드에 긴 글을 써서 전달하는 일이다. 100세의 나이가 믿기지 않을 정도로 또렷한 목소리로 "나 자신이 늙었다는 생각은 평생 해 본 적이 없다"며 웃는 그녀에게 어떻게 무한 긍정의 마음을 100년간 유지할 수 있는지를 물어보자, "인간은 긍정적인 사고를 통해 어려운 순간도 잘 헤쳐 갈 수 있게끔 강인하게 만들어진 창조물"이라고 대답한다. 100년의 삶에서 묻어 나오는 밝은 생각은 주변에 밝은 기운을 전해 줄 것이다. 치프먼 씨는 10년 전부터 골다공증과 고혈압을 앓고 있으니 '질병 지연형' 백세인에 해당한다.

72세 된 아들과 합동 변호사 사무실을 운영하는 현직 변호사 루벤 랜도 씨는 99세이지만 하루 10시간 책과 신문을 즐겨 본다고 했다. 자신의 장점으로는 스트레스를 관리하고 삶을 유쾌하게 느끼는 데 특별한 재능을 타고났다는 점을 꼽는다. 독서가 즐겁다고 하는 랜도 씨가 가장 좋아하는 취미생활은 동료 변호사들과 어울려 카드 놀이를 하는 매주 화요일 저녁이다. 동료 변호사들 중에는 50~60대가 많은데 카드 게임에서는 자신이 이기는 경우가 적지 않다고 했다.

랜도 씨는 평생 건강했던 백세인은 아니다. 59세 때 심장 발작으로 한 달간 병원 신세를 진 적이 있었고, 그때부터 40년간 심장약을 지속적으로 복용하면서 아침, 저녁으로 30분씩의 운동을 해 오고 있었다. 물론 그 외에는 특별히 건강을 지키기 위해 신경 써 본 적이 없었다. 그는 '질병 후 생존형'에 해당하는 백세인인데, 보통 사람도 건강하게 기능을 다하면서 장수할 수 있다는 희망을 가질 수 있는 모델이다.

3. 정상 체중과 정상 혈압, 절대적 긍정심

사실 백세인들의 삶은 일반적인 건강 상식과 반하는 경우가 많다. 예컨대 건강에 직접적인 영향을 미친다고 알려진 흡연이나 운동은 물론, 교육 수준과 사회적 지위 등 어느 항목도 백세인들이 공통적으로 가지고 있는 요소는 없다. 실제 담배를 입에 대어 본 적이 없는 백세인이 있는가 하면, 50년 이상 하루 두 갑 이상 줄담배를 피우는 백세인도 있다. 또 집안일 이외에 평생 동안 딱히 운동이라고는 해 본 적이 없지만 병 한번 앓지 않고 102회째 생일을 맞이했던 에로니안 할머니 같은 분도 있다.

그렇다면 평생 병 한번 앓지 않고 살아온 볼니 카바노 할아버지나 에로니안 할머니, 90살이 돼서야 골다공증과 고혈압 진단을 받은 샬럿 치프만 할머니, 59세 이후 줄곧 심장병 진단을 받고도 건강한 사회생활까지 하는 루벤 랜도 할아버지 등 백세인 유형과 무관하게 이들로 하여금 100년이란 긴 세월 동안 심신의 기능을 정상적으로 유지하게 하는 원동력은 과연 무엇일까. 이에 대한 해답으로 펄 교수는

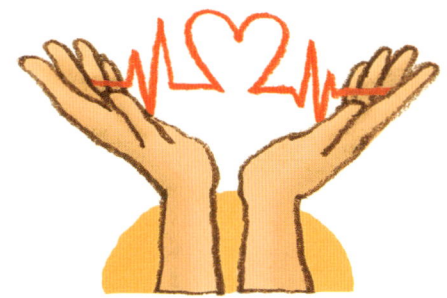

세 가지를 제시했다.

우선 첫 번째 공통점은 날씬함이다. 이들은 '체질적'으로 많이 먹어도, 나이가 들어도, 체중은 늘 청년기 그대로다. 두 번째 특징은 정상 혈압을 유지하는 것이다. 백세인 중에는 짠 음식을 즐기는 사람도 있고 운동을 싫어하는 사람도 있다. 하지만 100세가 돼도 혈압은 언제나 120/80mmHg 이하를 유지한다. 백세인 반열에 든 사람들의 특징 중 가장 눈여겨봐야 할 세 번째 공통점은 지나칠 정도의 낙천성을 평생 동안 유지하고 살아간다는 사실이다. 실로 100년을 살다 보면 사랑하던 이의 죽음과 직면하는 극단적 고통을 남보다 더 많이 겪기 마련이다. 그런데 이런 순간에서도 그들은 '죽은 사람은 내가 뒤따라갈 영생의 길을 나보다 먼저 갔고, 지금은 천상의 행복을 누리고 있을 것'이라는 식의 긍정적 생각을 하면서 고통을 극복한다.

정상 체중과 정상 혈압, 그리고 절대적 긍정심. 이 세 가지 요소는 백세인이 평생 건강하게 살다가 사망 직전이 돼서야 모든 기능이 동시 다발로 정지되면서 세상을 떠나게 하는 마법의 요소인 것이다. 백세인이 부러운 가장 큰 요인은 이처럼 고통스러운 노후를 거의 경험하지 않는다는 사실이다.

4. 보통 사람들의 건강 100세의 길

백세인의 특징을 알았으니 이제는 보통 사람들이 나이 들면서 경험하는 심신 변화를 점검해 볼 필요가 있다. 통상 노화가 진행되면 호르몬 수치가 변하고, 기초대사량이 떨어지면서 30대부터는 체내 근육량이 줄고 지방이 많아진다. 그 결과 해마다 350~500g쯤, 소위 나잇살로 불리는 체중이 증가한다. 따라서 보통 사람들이 건강한 백세인처럼 살기 위해서는 소식小食과 운동으로 나잇살을 없애고 근육을 키워 항상 청년기의 날씬함을 유지해야 하는 것이다. 혈압 역시 65세 이상 노인의 70%가 고혈압 환자일 정도로 나이 들면 올라가기 마련이다. 따라서 중년 이후 고혈압 진단을 받았다면 운동·소식·고혈압 약 복용 등으로 혈압을 정상 범위로 떨어뜨려야 한다. 사실 나이가 들어도 정상 체중과 정상 혈압을 유지할 수 있다면 심장병·뇌졸중·당뇨병 등으로부터 비교적 자유로울 수 있을 것이다.

실천적 의미에서 보면 정상 체중, 정상 혈압을 유지하는 것보다 달성하기 어려운 생활습관은 긍정적 사고다. 이는 어떤 난관이 닥쳐도 밝은 측면을 찾아내고 운명에 순응하는 노력을 반복하는 과정을 통해서만 자기화할 수 있다.

진리는 단순하기 마련이다. 다만 실천이 어려울 뿐이다. 건강 100세, 무병장수의 길로 가는 방법 역시 마찬가지인 듯싶다.

9.

한국 백세인의 삶, 현재와 미래

한국의 백세인을 조사하면서 만난 한 분 한 분은 몇 마디로 정리될 수 없는 역사를 가진 분들이었다. 무엇보다도 가족관계의 돈독함이 최우선이었고, 전통의 효도정신이 진하게 남아 있음을 보았다. 또한 100세가 넘어서도 여전한 사랑과 질투, 한없는 욕망과 집념을 볼 수 있었다. 그분들의 당당한 모습은 고령화되는 세상에서 늙어 가는 사람들에게 큰 일깨움의 메시지를 던져 주었다.

한국 백세인의 삶, 현재와 미래

전남대학교 석좌교수 박상철

한국 사회는 현재 세계에서 유례가 없는 빠른 속도의 고령화를 경험하고 있다. 우리나라의 고령화지수의 변화를 살펴보자. 65세 이상 노인이 전 인구의 7%가 넘는 고령화사회에서 14%가 되는 고령사회로 진입하는 데 프랑스는 115년, 미국은 71년, 장수 국가로 알려진 일본은 25년이 걸렸는데, 우리나라의 경우는 18년밖에 걸리지 않았다. 뿐만 아니라 고령사회에서 노인 인구가 20%가 되는 초고령사회가 되는 데 프랑스가 41년, 미국이 15년, 일본이 12년으로 예상되는데, 우리의 경우는 7년 정도밖에 걸리지 않을 것으로 추정되어 우리나라의 고령화 현상의 심각성이 크게 대두되고 있다.

우리나라 초장수인을 대상으로 조사한 연구에서 한국의 장수 패턴은 여러 가지 측면에서 미국과 유럽 등의 여러 나라 또는 일본의 장수 특성과 전혀 다른 특성을 지니고 있었다. 몇 가지만 요약해 보면 다음과 같다.

1. 한국 백세인의 특성

첫째, 우리나라 장수 지역이 빠르게 이동하고 있다는 사실이다. 과거 남해안·제주도 등의 특정 지역으로 제한되어 있던 장수 지역이 소백산맥·노령산맥을 중심으로 중산간 지역으로 확대 이동하더니 근자에는 대도시 지역으로 변경되고 있다. 후생, 복지 환경이 개선되면서 전국적인 장수도가 상승하였으며 이러한 현상은 도시 근교를 중심으로 두드러지게 나타났다.

둘째, 우리나라 백세인들의 남녀 성비가 다른 나라들보다 격차가 매우 크다는 사실이다. 평균적으로 65세 이상 노인은 남녀 성비가 1:2이고 85세 이상은 1:4이며 100세 이상은 1:7 정도이고, 미국이나 일본과 같은 선진국의 경우는 백세인의 남녀 성비가 1:4 정도임에 반하여 우리나라는 백세인의 남녀 성비가 1:11 정도로 크게 벌어지고 있었다. 남성 노인의 장수가 여성 노인에 비하여 상대적으로 저하되어 있었는데 최근 다소 회복되는 경향을 보인다.

셋째, 우리나라 장수 지역의 성별 차이도 흥미로운 사실이다. 성별에 따른 장수도를 비교해 본 결과 여성 장수인은 서남부 지역, 남성 장수인은 동북부 지역에 집중 편재되는 현상을 보이고 있다. 지역별 남녀 장수도의 편중 현상은 사회적 문화와 자연적 환경이 모두 장수에 미치는 영향이 심대함을 시사해 준다.

넷째, 우리나라 장수인이 상용하는 식품 패턴이 우리의 전통적 식단임을 확인하였다. 주식으로 흰쌀밥을 선호하였고, 부식으로 신선한 야채보다 데치거나 나물로 무친 형태의 야채를 섭취하였으며, 간

장·된장·고추장 및 젓갈 등의 발효식품이 필수적이었고, 식사량에서도 일률적인 소식보다 활동량에 따라 충분량의 열량을 섭취하였다.

　다섯째, 장수인들은 대부분 전통적인 가족사회를 영위하고 있었으나 장수인의 부양이 가족 중심에서 시설 부양으로, 장자 부양에서 다른 자식의 부양으로, 그리고 독거율 증가 등의 변화 패턴을 보이고 있다. 고령화사회에 접어들어 있는 우리나라 가족사회의 변화는 이러한 문제에 대해 별다른 대책이 없다. 따라서 이를 해결하기 위한 대안을 마련하는 일이 시급하다.

　여섯째, 의학적·유전학적으로 장수인들의 특성 중에서 일반인들과의 현저한 차이는 백세인 중 간염 이환율이 놀랍게도 제로였다는 사실이다. 생애 동안 종양 이환율도 거의 제로에 가깝고, 당뇨병도 백여 명 중 단 2명에서 가능성을 보일 뿐이었다. 백세인들이 각종 퇴행성 질환에 강한 내성을 가지고 있음을 시사해 준다.

2. 한국 백세인의 삶: 사례

한국의 백세인을 조사하면서 만난 한 분 한 분은 각자 백 년의 삶을 살아 낸, 몇 마디로 정리될 수 없는 역사를 가진 분들이었다. 그분들 중에서 인상이 깊었던 몇 분을 사례로 소개해 보고자 한다. 무엇보다도 가족관계의 돈독함이 최우선이었고, 전통의 효도정신이 진하게 남아 있음을 보았다. 또한 백세인들은 100세가 넘어서도 여전한 사랑과 질투, 한없는 욕망과 집념을 볼 수 있었다. 그분들의 당당한 모습은 고령화되는 세상에서 늙어 가는 사람들에게 큰 일깨움의 메시지를 던져 주었다.

1) 백세인 가족과 무한한 효심

한국 백세인 조사에서 우선 감동을 주는 사례는 자식들의 효심 어린 부모 봉양의 모습들이다. 장수인들의 경우 100세가 넘도록 살다 보면 아들 며느리들이 모두 먼저 세상을 떠나고 손자들과 살 수밖에 없는 경우들을 더러 본다. 아무래도 손자며느리는 며느리와 또 달라 조금은 불편함을 느끼고 살기 마련인데, 손자며느님의 헌신적 태도에 감동한 경우가 있다.

영주시 휴천동에서 만난 강부여 할머니는 을사년생으로 100세가 되신 분이다. 시내 상가 4층 건물에 사시는데, 백수연을 할 때 모인 직계 가족만 해도 백 명이 넘었을 만큼 다복한 분이었다. 할머니는 지금도 자신이 빨래를 하고, 4층 계단을 오르락내리락하면서 출입도 할 만큼 건강하셨다. 할머니를 모시고 사는 분은 손자 내외였다. 부모님 돌아가시고 자신들이 할머니를 모신다는데 할머니와 손자며느리와의 관계가 특별하였다. 할머니 계신 방으로 들어서자 손부를 보는 할머니의 표정이 환하게 밝아졌다. 여러 가지 조사를 하는 동안 할머니는 조금이라도 미심하면 "손부야."하고 손자며느님을 찾았다. 그럴 때마다 손부는 "네." 하며 공손하게 답하고 이내 다가왔다. 우선 시할머님에게 곡진한 태도로 답을 하는 손부에게서도 전통사회의 아름다운 미덕을 볼 수 있었지만, 손부를 의지하고 바라보는 시할머님의 표정에서도 따뜻한 가정의 훈기를 느낄 수 있었다. 마치 시할머님과 손자며느님의 관계가 부부 사이같이 허물없고 포근하였다.

할머니와 함께 살고 있다는 증손녀에게 할머니에 대하여 물었더니 서슴없이 "우리 상할머니 최고예요." 하며 자랑이었다. 어떻게 하면 100세가 넘으셨어도 한 다리 더 건넌 손주인 증손주에게 저렇게 칭찬을 듣고 살 수 있을까. 고령사회에 들어서면서 가장 큰 문제 중 하나인 나이가 드신 분들이 어떻게 젊은 사람들과 어울릴 수 있으며, 어떡하면 싫은 소리 듣지 않고 살아갈 수 있을까라는 숙제를 해결하는 데 이 할머니와 손자며느리의 관계는 좋은 해답을 줄 수 있을 것만 같았다.

이러한 모습에서 세대가 다른 가족 간의 신뢰와 헌신이 얼마나 소중한 것인가를 여실히 느낄 수 있었다. 이야기하는 중에도 손부는 조사팀을 대접한다고 주방으로 뛰어 들어가 다과를 준비하여 내놓았다. 그리고 "우리 할머니 참 좋은 분이에요"라는 말을 덧붙였다.

어려운 환경에서도 백세인 어르신을 모시는 나이 든 자식을 만났다. 강원도 안흥면 산골 마을 중턱의 허름한 집에 사는 일흔 살 윤재철님과 백세인 부친 윤명섭님을 만났다. 윤옹은 건강하셔서 밭일 논일 모두 하고 장날마다 나들이 가서 일을 보며 집안일도 도맡아 하였다. 할아버지는 "살다 살다 보니 너무 오래 살았어." 하면서 가까이 지내던 위친계 회원이 삼십 명이었는데 모두 저승으로 떠나 버렸다고 서운해했다.

당사자인 어르신보다 모시고 사는 아드님의 사정을 보면서 감동하지 않을 수 없었다. 아드님은 부인이 집을 떠나 버렸고, 이후 혼자 아버님을 지극정성으로 모시고 살았다. 더욱 놀라운 점은 이 아드님이 버거씨병을 앓아 오른쪽 발 절단 수술을 받은 지체부자유자인 것이다. 그런데도 아드님은 아버님이 한꺼번에 식사를 많이 못하신다고 하루에 다섯 끼나 식사 상을 보아 드리면서도 제대로 반찬 대접을 못한다고 송구스러워하였다. 지금도 적은 액수나마 수입이 생기면 모두 아버지께 먼저 드리고, 이후 조금씩 필요한 만큼 타다 썼다. 100세가 다 되신 어르신이 직접 돈 관리를 하고 일흔이 다 된 아들은 돈을 타다 쓰는 모습이 너무도 특별하였다.

아드님에게 그 연세에도 일일이 허락을 받아야 하느냐고 묻자, "어른이 그래야 좋아하셔서 그냥 그럽니다"라며 너무도 당연하다는 투로 이야기했다. 온전한 사지를 갖춘 자식도 어려운 일이고 정상적 가족을 이루고 있어도 힘든 일인데도 아드님의 아버님에 대한 지극한 효성은 끝이 없었다. 아드님에게 어떤 소원이 있느냐는 질문을 던지자, "우리 아버지 100세를 꼭 채우셔야 할 텐데… 돌아가시면 어떡하나…." 하며 아버지의 건강을 그리고 수壽를 다하시기를 진심으로 기원하고 있었다. 으레 돈이나 많이 생겼으면… 깨끗한 집이나 있었으면… 하는 통속적인 답을 기대하였던 내가 부끄럽기만 하였다.

어려운 환경에서의 효도는 더욱 돋보이기 마련이다. 구례군 마산면 허름한 골목 이발집에서 백세인 손석순 할아버지를 만났다. 할아버지는 나무꾼 출신으로 젊었을 때 쌀 두 가마니를 지고 다녔을 만큼 힘이 장사였다고 하였다. 지금도 기골이 장대한 모습이었으며, 말은 어둔하셨지만 정정하기는 여전하였다. 할아버지를 모시고 사는 아드님은 선천성 지체부자유자였다. 따라서 특별한 일은 못하고 동네에 이발소를 차려 생계를 꾸려 가고 있었다. 옛날 시골의 전형적인 이발소의 모습으로, 널려진 수건이며 이빨 빠진 듯한 이발기며 다 허물어져 가는 세면대의 모습에서 이제는 잊혀 가는 과거 시골의 모습이 회상되는 그러한 곳이었다. 손님도 거의 없지만 나이 일흔이 다 된 지체부자유자 아드님은 생활이 극빈하고 몸도 성치 않은데도 불구하고 자신이 그래도 마을을 위해 무엇인가 하고 있다는 자부심으로 삶의 의미를 갖고 당당하게 살아가고 있었다.

아드님에게 여러 가지 형편이 어려운데 어르신까지 모시느라 고생이 많다고 인사말 삼아 치사를 하자 아드님의 답은 거침없이 즉각적이었다. "내 몸이 좋지 않다고 부모님을 안 모시면 되나요?" 하며 오히려 반문하였다. 어떻게 부모님을 자신이 가난하고 몸이 불편하다는 이유로 모시지 않을 수 있느냐는 너무도 소박한 반박에 말을 던진 내가 부끄러워지기만 하였다. 아무리 힘들어도 자식으로서의 도리를 해야 한다는 너무도 당연한 이치에 대해서는 추호도 의문을 가저 보지 않은 아드님이었다. 최근 우리 주변에서 특히 문명의 이기가 잘 발달되어 있는 도회지에서, 그리고 경제 형편도 이러한 시골 사정보다 훨씬 좋은 가정에서 자식들이 노인을 돌보지 않고 지역사회나 사회기관에 우선 위탁하려는 실태를 자주 접하면서 무엇이 문제일까 다시 한 번 되새겨 보게 되었다.

자식이 부모 모시는 효성도 중요하지만 백세인의 자식들에 대한 사랑도 한이 없었다. 인천 남동구 주월동에 106세가 되신 정용수 할아버지를 찾았다. 할아버지를 찾아 도시 서민 아파트를 갔는데, 우중충한 건물 앞에 한 노인이 쭈그리고 앉아 계셨다. 반지하에 위치한 가난한 서민 아파트의 방으로 들어서면서 깜짝 놀라고 말았다. 지저분하고 칙칙한 냄새를 예상했는데 할아버지가 사시는 공간은 너무도 깨끗하고 잘 정돈되어 있었다. 어려운 살림에도 불구하고 할아버지는 차림도 깨끗하였지만 기억력과 인지능력이 거의 젊은 사람과 다를 바 없어 또 한 번 놀랐다. 생활 여건이 극히 어려워 보이는데도 할아버지의 당당함과 실내 환경의 청결함에 놀랐으며, 가족 이야기를 들으면서는 더욱 감동하지 않을 수 없었다.

할아버지를 모시고 사는 셋째이자 장남인 아드님(81세)은 지금도 다른 서민 아파트 수위로 일하고 있었고, 며느님은 폐휴지들을 모아다 판매하며 생계를 유지하였다. 할아버지는 아직도 빗자루를 들고 청소도 하고 집안 살림과 공과금 서류철 관리도 직접 하신다는 말을 듣고 믿기지 않았다. 들어서면서 느낀 깨끗한 집안 분위기가 바로 할아버지의 청소 덕분이라는 점은 아무리 생각해도 놀라운 일이었다. 할아버지의 건강 상태는 거의 정상이었으며, 심장 기능, 폐 기능, 골관절 기능들이 모두 온전하였다. 할아버지는 원래 술은 전혀 들지 않으셨고, 담배는 한때 즐기셨으나 집에 찾아온 증손녀가 담배 냄새 싫다고 한 날부터 담배를 끊어 버렸을 정도로 단호함과 가족에 대한 사랑이 강하였다.

할아버지에게 가장 즐거운 일이 무엇이냐고 여쭙자, "가족들이 모여 법석대는 것이 좋아." 하며 가족과 함께하는 즐거움을 최고로 치셨다. 으레 주말이면 지금도 손주와 증손주들이 찾아와 함께 어울리는데 바로 그러한 분위기를 제일 좋아한다는 것이다. 비록 경제 형편은 어려워도 온 가족이 모여 웃고 어울리는 것이 인간으로서 가장 큰 기쁨임을 할아버지가 가르쳐 주었다.

2) 백세인의 사랑과 질투

백세인들의 부부관계는 특별한 조사 대상이었다. 전북 진안군 백운면에서 107세 되신 윤정안 할머니를 만났다. 할머니는 15세에 시집와서 46세에 홀로 되신 이후 팔남매를 두었고, 현재는 5대 가족을 거느린 어른이었다. 여든이 넘은 큰아드님 내외가 지금도 어머님을 큰방에 모시고 자신들은 작은 방을 쓰고 있어 연유를 묻자, "우리 어머님은 집안의 어른이셔." 하면서 너무도 당연한 것을 왜 묻느냐고 되물었다. 할머니는 초장수의 연세임에도 불구하고 찾아간 우리들에게 수줍은 듯 말씀하시면서 방문을 고마워하셨다. 그리고 우리에게 "많이 먹으면 측간에 가니까 밥 쪼끔식 먹어." 하며 자식들을 귀찮게 하지 않으려는 배려를 할 만큼 의식과 인지능력이 뚜렷하셨고, 대화

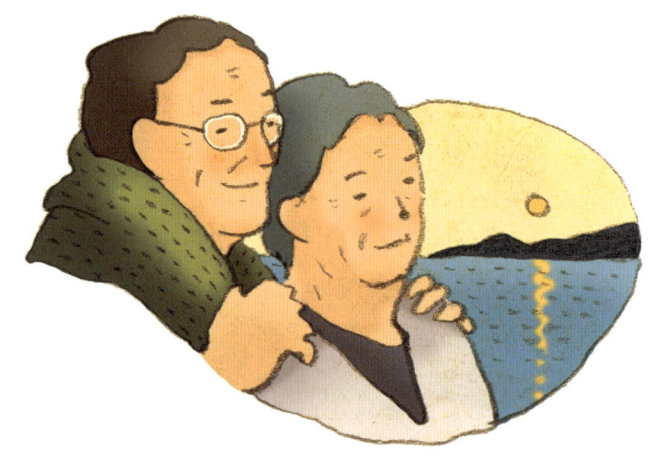

가 자유스러울 만큼 청각도 완벽하셨다. 할머니는 "나 하나가 오래 살아 부끄러워"라며 자식들에게 미안해하면서도 "내 자식들 효자들이여"라고 하셨다. 매일 자신을 목욕시켜 주는 손자며느리에 대해서는 "우리 애기만 한 그런 사람 없어." 하며 손자며느리에 대한 신뢰와 자랑을 망설이지 않았다.

할머니와의 만남을 특별하게 한 것은 할머니에게 "지금 누가 제일 많이 보고 싶으세요?"라고 질문했을 때이다. 이 말을 듣자마자 할머니 눈가에 금세 눈물방울이 딱 맺히더니, 조금 있다가 "보고 싶다면 데려다줄 거야?" 하시더니 혼자 중얼거리셨다. "천당 가서라도 만날 수 있을랑가 모르겠네." 백세인들을 만나고 다니면서 이처럼 죽은 낭군에 대한 그리움을 표현하는 분을 만나기는 매우 드물었다. 그런데 할머니는 육십 년도 넘게 오래전에 죽은 낭군에 대해 그리움을 호소하고 있었다. 그래서 다시 여쭈었다. "할머니, 천당 가서 영감님 만나면 제일 먼저 뭐 하고 싶으세요?" 할머니는 잠깐 머뭇거리더니 "영감 만나면 꼭 물어보고 싶은 말이 있어." 더욱 궁금하여 채근하자 할머니는 "영감한테, 그동안 나 없이 혼자 어떻게 살았소? 하고 물어봐야 겠어"라는 것이었다.

단 한 번도 죽은 남편을 영원히 사라졌다고 생각하지 않고 언제인가 다시 만날 사람으로 기다려 오면서 그동안 자신이 같이 못하여 외로이 지냈을 남편에 대한 애틋함이 그대로 배어난 절대 사랑의 순애보였다. 아내의 남편에 대한 그리움이 남편을 떠나보낸 이후 육십 년이 넘도록 변함이 없고 지극한 마음이 가없었다. 이것이 바로 부부애이고 인간의 참된 모습이구나 하며 새삼 감동하였다.

반면 백세인 부부가 서로 원수같이 살고 있는 모습도 보았다. 강원도 깊은 산골 마을에서 백세인 김석준(가명) 할아버지 부부를 찾았다. 할아버지는 월남하여 지금 부인과 재혼하였다. 며느리는 할아버지가 지금도 장작도 패고 논물도 대고 말없이 조용히 일들을 처리하신다며 칭찬을 크게 하였다. 그런데 부인인 할머니와 대화를 나누다가 아연하지 않을 수 없었다. 우선 함께 주무시느냐는 질문에 강한 면박을 들었다. "저 영감하고 같이 안 자." 이유를 묻자 "젊었을 때 영감이지. 이제는 시끄러워서 못 자." 하며 할아버지 코고는 소리를 탓하였다. 비단 그 이유만은 아닐 것이라 생각되어 더 물었더니 영감에 대한 실망과 비난을 봇물 쏟듯 하였다. "성질이 아주 못됐어. 화나면 손찌검하고 야단이야." 부인과 다툴 때 신체적 모욕까지 했던 듯싶었다. 할머니의 경우는 그동안 살아오면서 남편에 대한 정도 많지

9. 한국 백세인의 삶, 현재와 미래

않았던 듯싶었다.

　이러한 가정의 문제의 큰 원인은 대부분 젊은 시절 할아버지가 바람을 피운 사실이다. 할아버지는 술 담배를 거의 하지 않았는데 젊은 시절 춤을 좋아해서 외도도 많이 하였다는 것이다. 그래서 할아버지에 대한 미움이 시작되었고, 100세가 다 된 할아버지가 지금도 원망스럽기만 한 것이다. 할머니는 그러한 당신의 감정을 숨기지 않고 그대로 표출하였다. 할머니에게 마음고생이 컸으리라고 위로하였더니 답은 간단하였다. "더러워서 질투도 안 했어!" 100세가 다 되었는데도 서운했던 마음에 변함이 없었다. 이러한 할머니와 사는 할아버지 마음은 또 어떨까?

　3) 아무리 나이가 들어도 그치지 않는 열정
　나이가 들었어도 젊은 날과 변함없는 삶을 유지하고 있는 분들을 만나는 것은 큰 기쁨이었다. 대구광역시 서구에 사는 105세 된 석판수 할아버님을 뵈었다. 할아버지는 상가 건물 5층에 위치한 살림집을 매일 층계를 오르내리며 살고 있었다. 집안 살림을 맡아 전등을 관리하고 자지레한 일들을 직접 처리하는데, 오히려 같이 사는 아드님은 정년퇴직하고 나서는 일을 거의 하지 않고 부인에게 모든 일을 맡겨 버리는 대조적인 모습이었다. 실제로 할아버지는 혈당과 혈압이 모두 정상이었고 일상생활 능력 테스트도 완벽하였다. 요즈음도 가끔 혼자 택시 타고 동화사에 놀러 갔다 오신다고 하였다.
　지금 무엇을 가장 하고 싶으냐는 질문에 할아버지는 엉뚱한 답을 주었다. "지금 나이가 오십만 되었다면 얼마나 좋을꼬…." 자신이 오십 대일 때 가장 여유롭고 보람 있게 살았다고 자랑하였다. 실제로 다른 백세인 조사에서도 다시 산다면 언제로 돌아가기를 원하느냐는 질문에 이삼십 대의 젊은 나이가 아닌 오십 대가 가장 많았다. 집안에서 손자도 보고 가장으로서 그리고 사회적으로도 가장 보람 있게 지낸 시기였기 때문이었을 것이다. 할아버지는 "좋지 않은 일은 없어." 하며 현재의 삶에 만족해하며 낙관적으로 세상을 사는 모습을 보여 주었다. 상당수의 장수인들이 오래 사는 것을 미안해하고 몸이 불편함을 호소하면서 걱정과 불안으로 나날을 보내는 것을 종종 보는데, 할아버지는 여전히 건강하고 자신의 삶에 만족하며 당당하게 즐기고 계셨다.

나이가 들었어도 당신이 평생 해 오던 일을 계속할 수 있다는 것은 큰 행운이 아닐 수 없다. 강원도 횡성군 둔내면에서 만난 백세인 추영엽 할아버지는 인상적인 분이었다. 4대가 함께 살고 있었고 가업으로 감자를 크게 하는 부농이었다. 건강 상태도 양호하였으며 나이를 믿을 수 없을 만큼 근육질이었다. 젊었을 적엔 퉁소도 꽤 불었던 멋쟁이였고 과단성 있는 분이었다.

건강의 비결을 묻자 지금도 농사짓고 소를 직접 관리한다는 이야기를 들었다. 힘들지 않으냐고 하자 "가만있으면 뭘 해. 일해야지." 하며 나이가 들었어도 일한다는 것이 너무도 당연한 듯 말씀하였다. 할아버지는 농사짓고 가축 관리하는 일 외에도 틈만 나면 집 앞 비닐하우스 내에 작업장을 만들어 놓고 씨감자 박스를 포장하다 버린 끈이라든가 철사 또는 고무줄을 이용하여 여러 모양의 바구니며 삼

태기들을 만들고 있었다. 그 제품들이 실제로 집안에서 사용되는 일은 거의 없으나 할아버지는 오는 사람마다 당신이 만드신 물건을 선물로 하나씩 주었다. 가족들은 그러한 제품이 별 필요도 없었지만 어르신이 하는 일을 도와드리며 자랑하였다. 거의 100세가 되었음에도 그러한 노력과 여유로운 태도가 참으로 다른 노인들에게 모범이 될 만하였다.

할아버지에게 돌아가신 할머니에 대하여 물었다. 할머니는 십 년 전에 돌아가셨다 하는데 보고 싶으냐는 질문에 "죽어 버린 사람 생각하면 무슨 소용 있어." 하며 쓸쓸한 표정을 지으셨다. 그러더니 할아버지는 할머니와 태어나기도 전부터 집안 어른들의 약속으로 이미 혼인이 결정되었으며, 그래서 성장 후 당연하게 결혼하여 운명적으로 살아왔다고 하였다. 정말 천생연분의 부부 이야기를 듣게 되었다. 할아버지는 그렇게 좋아하던 담배도 부인이 폐질환을 앓게 되자 바로 끊어 버렸을 정도로 팔십이 넘어서도 부인을 끔찍하게 사랑하였다고 한다.

더욱 감동은 할아버지에게 "지금껏 살아오신 과정에서 언제가 가장 좋았습니까?"라고 묻자 "이십 대 적이 좋았어. 장가갈 때가 제일 좋았어." 하며 당신이 부인과 만나 결혼하여 살게 되었을 때가 삶의 최고의 순간이었다고 하였다. 조사를 마치고 일어서려는 조사팀에게 다과 대접이 나왔다. 사양하고 일어서려는 우리를 할아버지는 붙잡고 "암만 잡쉈어도 뭣 좀 들고 가야 해. 내 체면이 있네." 하며 권하였다.

4) 백세인의 신앙과 집념

초고령 노인들은 의외로 일반 노인들보다 민속신앙이 아닌 기독교, 천주교, 불교 등의 종교에 대한 귀의도가 낮았다. 아마도 성장 과정에서 이러한 종교와의 접촉이 빈번하지 못하였기 때문이기도 하겠지만, 태반의 초고령 장수인들은 삶에 대하여 달관하고 있기 때문일 것이다. 담양군 대덕면에서 만나 뵌 백세인 임숙자 할머니는 성격이 활달하셨다. 기본적인 시공간을 묻는 등 조사단이 준비해 간 심리검사 내용들에 대하여 너무 쉽고 우습다며 오히려 핀잔을 주셨다. "그런 것도 모르면 뭐 한다여!" 할머니는 지금도 스스로 머리에 쪽을 지고 단정하게 앉아 계셨으며 노래를 청하자 서슴없이 찬송가를 부르셨다. "며칠 후 며칠 후 요단강 건너가 만나리…." 백세인에게 노래를 청하였을 때 찬송가를 부르신 분은 결코 흔하지 않았는데, 숙연해진 우리가 할머니에게 교회에 열심히 다니시느냐고 묻자, 갑자기 우울해지면서 "내가 교회를 두 번이나 못 갔어!" 하며, 주일예배에 두 번 빠진 일을 크게 걱정하셨다.

할머니에게 가족 중에서 누가 가장 보고 싶은가 물었다. 갑자기 나의 귀를 잡아당기시며 조심스럽게 속삭였다. "셋째 아들이 제일 보고 싶어." 옆방에 있는 큰아들이 혹시 들을까 눈치 보며 당신이 보고 싶은 셋째 아들을 들먹이며 눈물을 지었다. "그놈이 찬송가를 참 잘했어…." 또 울먹이셨다. 셋째 아드님이 참 멋쟁이였고 어머님께 잘 하였던 모양인데 먼저 세상을 떠나 버렸다. 그래서 죽은 영감보다도, 다른 어떤 가족보다도 그 아들 생각이 강하게 난 것을 어떻게 하랴.

사람들이 생명에 대하여 얼마나 끈질기게 매일 수밖에 없는가를 백세인을 통해 알 수 있다. 구례군 광의면 온수동에서 만난 105세 된 구상위 할머니는 독거노인 중에서 최장수인이다. 처음에는 100세가 훨씬 넘은 초고령 할머니가 홀로 산다는 것이 믿기지 않았었다. 어떻게 혼자 사실 수 있을까? 그러나 우리나라 시골 마을에서는 상부상조하는 전통이 살아 있어 이웃이 서로 보살펴 주는 따뜻함으로 이러한 독거노인의 삶이 가능하다는 것을 깨달을 수 있었다. 할머니의 경우는 친자식들은 다른 지방에 살고 있고 본인만 이곳에 살고 계신데, 마을 노인회장 김소아님(77세)이 한 가족처럼 한결같이 도와드리고 있었다. 여든이 다 된 이웃이지만 할머니에게 매일 들러 먹거리, 설거지 등등을 챙겨 주고 있었다. 초고령자를 돕는 분은 젊은 사람들이 아닌 더 나이가 적은 고령자들일 수밖에 없고, 이러한 고령자를 교육시키고 참여 봉사를 유도하는 것이 미래에 대한 방안이 될 수 있지 않을까 생각해 보게 되었다. 할머니는 조사 도중 내내 이웃이 도와주어 살아간다고 감사해하며 일방 미안해함이 역연하였다.

더위가 심한 때인지라 조사팀이 땀을 뻘뻘 흘리고 있는 것을 보더니 방에 있던 선풍기를 가리키며 "가져다 써. 나는 안 더워." 하며 손님들을 곡진히 배려하였다. 선풍기를 가져다 사용하려는데 사람 숫자가 열 명도 넘어 부족한 것을 보더니 "작은 방에 선풍기 하나 더 있어." 하며 또 다른 선풍기를 알려 주었다. 할머니에게 그동안 살면서 생활의 어려움을 묻자, 잠깐 멈칫하더니 자조적인 미소를 지으며 한마디 하셨다. "내가 꼭 죽어야 한다… 그래서 안 묵어야 한

디… 그래도 기어서 가더라도 정제 가서 묵게 돼…." 자신의 기나긴 삶이 이웃들에게 짐이 되고 있음을 본인도 잘 알고 계시고, 그래서 차라리 빨리 죽기라도 해 버리려면 식사를 끊어 버려야 하는데 자신도 모르게 식사 때가 되면 부엌으로 가 밥을 챙겨 먹는다며 모진 목숨을 탓하는 할머니의 모습에서 오히려 생명의 경건함마저 느낄 수 있었다.

5) 백세인의 당당함

영주시 문수면에서 만난 민소연 할머니(102세)를 뵈면서 당당하게 늙는 분의 모델을 만난 듯하였다. 우리가 찾아가자 할머니는 누워 계시다가 일어서면서 밖에 잠깐 나가 있으라고 하였다. 조금 있다가 불러 들어갔더니 그동안 할머니는 머리를 새로 빗고 옷매무새를 고쳐 입고 우리를 맞았다. 우선 놀라웠다. 지금까지 만나 뵌 대부분의 장수 어르신들은 옷차림에 별로 신경 쓰지 않고 편한 차림으로 우리를 맞았는데 이 할머니는 아주 달랐다. 100세가 넘은 나이인데도 당신의 외모에 대해 신경 쓰고 손님을 맞는 것이 옛날 양반집에 찾아간 것 같은 생각이 들게 하였다.

이 할머니에게 나이란 어떠한 변명도 되지 않았다. 나이에 상관없이 자신의 삶을 변함없이 살아가는 백세인의 당당한 모습에서 고령사회에 대한 사회적 관점을 새롭게 하여야 할 필요를 절감하였다. 우선 할머니에게 백수를 넘기신 장수 어르신이 된 것을 축하하자 정말 뜻밖의 답을 주셨다. "TV를 보니 106세 할머니가 투표하러 가던데." 하며 당신보다 나이가 더 많으신 분이 있다며 당신의 장수에 대하여 퉁명하게 답하였다. '내 나이가 뭐 특별하다고 떠든다냐?' 하는 투였다. 아직도 자신은 살아가야 할 날이 창창히 남아 있다고 믿고 있었으며 오히려 자신에게 나이가 많다고 하는 언급들을 강하게 거부하고 싶은 탓이었다. 그만큼 할머니는 생에 대한 자신이 있었으며 당당하였다. 100세가 넘으신 할머니인데도 우선 외모도 단정하였고 대화도 불편함이 없었다.

경남 함안군 산인면 운곡리 마을에 들어서서 하수개 할머니를 찾았다. 할머니는 다른 지역에서 따님과 살다가 이곳으로 이주해서 막내 아드님과 살고 있었다. 할머니는 일상생활 능력 검사는 물론 인지능력 조사에도 거의 완벽할 정도로 정정하였으며 지금도 바느질을 하셨다. 할머니는 맵시도 여전히 고와서 "옛날에 참 예쁘셨겠네요!"라고 먼저 치하를 드렸더니 당장 "이쁘면 뭐 해." 하면서도 싫은 내색은 아니었다. 지금도 앉으시면 약주를 서너 잔씩 단숨에 드실 정도였고, 화날 때는 며느리에게 술잔을 던져 버릴 정도로 욱하기도 하였다.

할머니는 묻지도 않았는데 "옛날에 여자들은 살림 잘하고, 먹쇠 잘하고, 시어른 잘 모시고 그러기만 하면 잘한다고 했어." 하고 자조적인 표현을 하더니 한숨을 내쉬면서 말을 이었다. "계집애가 글 배우면 화禍가 된다고 안 가르쳤어." 하고 강한 불평을 내뱉었다. 그러면서 "그래서 아무것도 못해." 하며 입을 다물었다. 여자라는 이유로 학교를 못 다니게 해서 지금 아무것도 할 줄을 모른다며 투덜거리는 할머니를 보며 100세가 되어서도 한 맺힌 향학열에 대한 갈망을 보았다. 만일 당신이 제대로 교육을 받았더라면 지금 이 나이에도 무엇인가 하고 있을 텐데 배우지 못해 시간을 허송하고 계신다는 반성이었다. 그래서 할머니에게 소원을 묻자 "훨훨 날아다니고 싶어!"라고 답하였다. 할머니의 그러한 모습에서 나이나 성별과 상관없이 맺혀 있는 인간의 성취감과 욕구를 볼 수 있었다.

전남 곡성군 서봉리의 박판례 할머니를 찾아뵈었다. 다 허물어져 가는 허름한 집에서 할머니는 4대가 함께 어렵게 살고 있었으나 가족들의 분위기는 매우 따뜻하였다. 할머니는 고관절 골절이었으나 수술을 받지 못하여서 방안에서만 생활하였고, 며느님이 대소변을 모두 받아 내고 있었다. 할머니는 시각과 청각이 모두 양호하여서 대화에 전혀 지장이 없었고 의식과 인지기능이 원만하였다.

조사를 하면서 여러 가지 질문을 던지자 할머니는 똑 부러진 대답들을 하고 모르는 것은 모른다고 확실하게 답하는 것이 여느 장수 할머니들과 달랐다. "몰라. 모르는 것은 모른다고 해 부러야제." 당신의 기호가 분명하였고 망설임이 없을 만큼 자신 있게 처신하였다. 그리고 할머니는 지금 어떤 것이 가장 힘드냐는 질문에 당신이 다리를 쓰지 못하여 움직이지 못하는 것을 한탄하며 "촌사람은 일 안 하면 못살아. 일해야 살아." 하며 당신이 일할 수 없음을 가장 괴로워 하였다. 아무리 나이가 많이 들었어도 당신이 일하면서 살아야 한다는 철칙에는 조금도 변함이 없고, 그러한 원칙에 벗어나 있는 상황이 도저히 견디기 어렵다고 생각한 것이다. 매일매일의 삶을 부지런하게 변함없이 살아오셨던 당신의 삶 덕분에 그처럼 어렵고 가난한 환경에서도 장수를 누릴 수 있었음을 보여 주었다.

그런 할머니에게 디지털 카메라로 사진을 찍어 본인의 모습을 바로 보여 드리자, 할머니는 한참 들여다보시더니 "못쓰겠구면…." 하며 눈을 찡그렸다. 자신의 모습이 나이 들어 변해진 것을 야속해하며 한숨을 내쉬었다. 아무리 당신이 힘들고 어려워도 외모에 신경을 쓰시는 여유에 감탄하지 않을 수 없었다. 나이가 들었으니까 아무렇게 보여도 된다고 생각하지 않는 백세인들의 자기관리 태도를 새삼 배울 수 있었다.

6) 우리나라 최고 장수인의 자존감과 자유로움

백수연 때 춤추고 노래하셨다는 할머니 소문을 듣고 엄옥군님을 찾아 나섰다. 대전에서 안영 IC를 나와 산성 네거리를 헤매다가 겨우 집을 찾았다. 할머니는 109세로 당시 우리나라 최고 장수인이었다. 찾아뵌 할머니는 믿기지 않을 정도로 정정한 모습으로 앉아 있었다. 음식은 가리는 것이 없고 규칙적으로 잡수시며 포도주나 술을 반드시 한 잔씩 지금도 드셨다. 여든이 넘은 며느님이 꼭 당신이 모신다고 할머니를 서울에서 옮겨 왔는데, 본인이 무거운 병이 들게 되어 손자며느님이 실질적으로 모시고 있었다. 가족들이 백수연을 차렸을 때만 해도 춤추고 노래하였으며 길에서 교회 전도지를 나누어 줄 정도로 건강이 양호하였다. 가족들은 할머니 건강은 타고나셨다고 이구동성으로 말하며 별명이 "오뚝이"라고 했다. 지금도 손부가 목욕시켜 드리면 만 원을 주신다고 한다. 통장을 직접 관리하며 오히려 아픈 며느리 걱정이 태산이었다. "며느리나 어떻게 해 줘." 하고 부탁하더니 "하나님이 나를 천국으로 데려가는 것을 잊었나 봐." 하며 혼잣말을 던졌다.

할머니는 성격이 차분하였고 유머 감각이 있었으며 낙천적 성격이었다. 지금까지 살아오면서 어느 누구에게도 싫은 소리를 하지 않았다고 하였다. 할머니는 또 산책 가자고 하면 나가지 않아도 병원 가자고 하면 얼른 휠체어를 타신다며 당신의 건강에 대한 강한 집념을 설명해 주었다. 지금 누가 가장 보고 싶으시냐고 묻자 할머니는 웃음을 지으며 "어디가 있갔는디 보고 싶어." 하며 당신이 보고 싶은 당사자는 이미 돌아가셨음을 지적하였지만, 우리는 장난스레 굳이 누가 제일 보고 싶은지 채근하였다. 할머니는 "보고 싶어도 볼 수가 있간디. 제일 보고 싶기야 영감이지." 하며 울적한 표정을 지었다. 할머니는 당시로서는 드물게 회혼례를 치를 만큼 남편과도 아흔 무렵까지 오래오래 좋은 금슬로 살아왔고, 그래서 백 살이 넘어 또 십 년이 되도록 사시면서도 여전히 먼저 떠난 영감을 그리워하고 있었다.

국내 최고령자를 찾겠다고 헤매다가 서울 종로구 청운동 골목집에서 대상이 되는 만 109세의 최애기 할머니를 만났다. 대전의 엄옥군 할머니와 동갑이어서 마찬가지로 우리나라 최고령자였다. 할머니는 시각 청각이 모두 불편하여 대화를 하려면 큰 소리로 고함을 쳐야 가능하였다. 할머니에게 건강검신을 위하여 청진기를 가슴에 대려고 하자 또렷한 소리로 질문을 던져 놀랐다. "언제나 죽겄어?" 백세인에게 이제 충분히 살았는데도 죽지 않는다는 표현은 여러 번 들었지만, 이 할머니만큼 기력이 쇠약하여 있는데도 온힘을 다하여 이런 질문을 던지는 것을 보고 생명의 의미를 되새겨 보게 되었다.

할머니는 거동이 불편하여 앉아서 또는 거의 기어서 움직여야 할 정도인데, 층계를 이동할 때는 손부가 안아서 모시고 다녔다. 그런데 할머니의 손목을 본 순간 의아하지 않을 수 없었다. 손목과 손등에 뭉치가 생겨 있었다. 이유를 알고는 깜짝 놀랐다. 할머니는 몸이 불편한데 좀체 가만히 앉아 계시는 법이 없다는 것이다. 다리는 쓰지 못한 채 손목의 힘으로 항상 움직이고 기어 다니다 보니 그러한 뭉치가 생긴 것이었다. 우리와 대화 중에도 가만히 계시지 않고 끊임없이 움직였다. 쉼 없이 계속 움직이는 것이 얼마나 중요하며 장수를 보장하는 확실한 방법인가를 극단적으로 보여 주었다.

큰아드님은 88세로 건강하며 지역 노인당을 이끌고 계셨는데, 89세인 자부는 뇌졸중으로 쓰러진 이래 말도 못하고 기동도 잘 못하며 시어머님인 할머니와 함께 생활하고 계셨다. 이 두 노인을 지극정성으로 모시고 있는 막내 손부는 시어머님과 시할머님을 함께 모시고 사는 것을 힘들다고 생각하지 않고, 오히려 할머니 자랑을 하였다. 처음 할머니에게 이름이 무어냐고 물었을 때 할머니가 무어라고 하는데 알아듣지를 못하여 "최애기 할머니 맞지요?" 하고 되묻자 또 고개를 도리도리 흔들며 무어라 하셨다. 도저히 알아들을 수 없어서 손부에게 물었더니, "할머니 원이름이 최차연인데 호적에 최애기라고 되어 있어서 아니라고 하시는 거예요"라고 설명해 주었다.

할머니는 백 년이 넘도록 당신의 이름이 잘못 기재되었다며 당신의 신원에 대한 강한 주장을 지금도 하실 만큼 자아의식이 강하였다. 이러한 과정에 할머니와 대화를 나눌 수 있는 사람은 오직 손부

뿐임을 깨닫게 되고 다시 한 번 이런 어르신들을 함께 깍듯이 모시는 손부가 우러러 보였다.

3. 우리나라 백세인 조사의 이모저모

우리나라 100세가 넘으신 백세인들에 대한 조사를 시작한 것은 1999년도부터였다. 처음에는 서울 근교를 대상으로 하여 백세인들을 초청하여 여러 가지 건강검진과 무료진료를 해 드리면서 검사하고자 하였으나 본인은 물론 가족들의 협조가 부족하여 소기의 성과를 구할 수 없었다. 특히 그만큼 오래 살았는데 무슨 새삼스러운 건강검진이냐는 핀잔성의 반응에 당황하기도 하였다. 그래서 직접 가가호호 방문하여 조사하기로 하고 통계청을 통하여 얻은 자료를 중심으로 백세인에 대한 전국적 기본 분포도를 작성하고 백세인의 밀집도가 높은 지역을 선정하여 현지 지역사회에 조회한 다음 2001년도부터 2004년까지 현장 방문 직접 면담조사를 하였고, 2006년부터 2008년까지는 특수지역조사에 집중하였으며, 2009년도에 서울조사를 실시하였다. 그리고 2018년에 우리나라 장수 지역인 구곡순담(구례, 곡성, 순창, 담양) 지역을 중심으로 백세인 조사를 재개하였다.

장수 조사에서 가장 중요한 것은 연령의 확인이다. 세계적으로도 이러한 초장수인의 연령 확인은 항상 문제가 되고 있다. 따라서 종래 세계적 장수 지역이라고 알려져 왔던 구소련의 압카스 지방이나 파

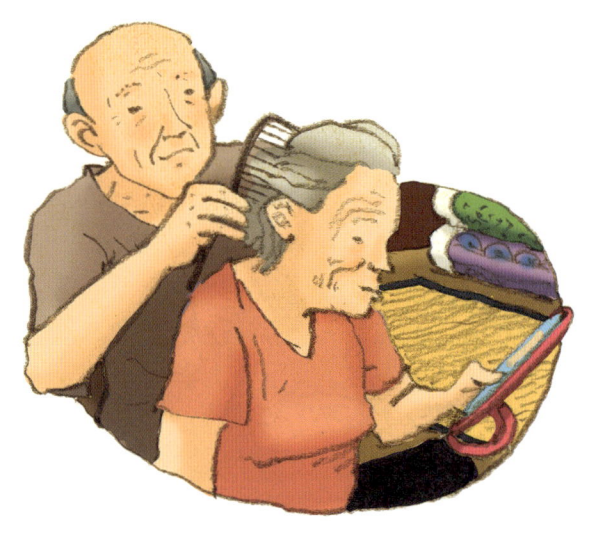

키스탄 북부 펀자브 지역의 훈자 마을 또는 에콰도르의 빌카밤바 마을 들이 연령 근거의 미비로 학계의 인정을 받지 못하게 되었다. 국제적으로 공인되는 장수인의 연령은 19세기 중반부터 안정된 사회체계를 갖추어 모든 국민의 호적을 정리해 온 선진국의 공기록과 교회나 성당에서 영아세례를 받은 기록들을 바탕으로 한 연령이다.

 우리나라는 해방의 혼란기와 한국전쟁의 상처가 깊을 뿐 아니라 실제 백세인들이 태어나셨을 19세기 말 1890년대에는 현재와 같은 호적제도가 정비되지 않았기 때문에 이를 확인할 수 있는 방안을 조사팀 나름대로 정립하여 적용하였다. 따라서 백세인 연령 조사에서 주민등록이나 호적은 참고 자료일 수밖에 없었다. 참으로 다행스러운 것은 우리나라 사람들이 전통적으로 자신이 태어난 해의 간지를 비교적 확실하게 기억했으며, 가족들도 집안 어르신의 간지에 대해서는 비교적 소상하게 알고 있었다. 따라서 간지의 확인만으로도 상당수 백세인의 연령 확인이 가능하였다.

다음에는 가족관계의 확인을 통한 방법이다. 19세기 말과 20세기 초에 태어난 백세인의 결혼 연령은 열네다섯이 보통이었다. 특히 할머니들의 경우는 거의 예외가 없을 정도였다. 따라서 스물 이전에 대개 자식을 낳았기 때문에 현재 살아 있든 또는 죽었든 여든이 넘는 자식의 존재 여부는 주요한 객관적 근거가 되어 주었다. 덧붙여서 시골의 경우에는 대부분 아직도 집성촌이거나 대대로 함께 살아온 마을이기 때문에 이웃에게 확인해 보면 당사자의 연령에 대한 또 다른 객관적 자료를 얻게 된다. 이러한 근거를 통해 백세인들의 나이를 확인하다 보니까 어떤 지역은 백세인이 열일곱 명 계신다 하여 찾아갔을 때 겨우 두 명밖에 백세인으로 확인되지 않았으며, 또 다른 지역에서는 확인된 백세인이 호적 기록의 절반에도 못 미친 경우가 상당수 있었다.

조사 과정 중에 '우리나라 최고령자가 누구일까'라는 의문이 생겨서 특별한 관심을 기울여 조사하기 시작하였다. 통계청과 행정 자료를 바탕으로 주민등록번호에서 최고령자를 조사하여 십여 명을 우선 조사 대상으로 검토하였다. 처음에는 최고 장수인 어르신을 찾아뵌다는 설레는 마음으로 열심히 다녔다. 믿기지 않을 연령인 1878년생, 1879년생이라는 어르신들을 만났더니 호적이 크게 잘못되어 모두 아흔이 겨우 넘는 나이에 불과하였다. 이후 1882년생, 1884년생, 1888년생, 1890년생, 1891년생, 1892년생, 1893년생까지 찾다가 지쳐 버렸다. 모두 호적이 잘못되어 있었던 것이다.

그러다 방법을 바꾸어 행정부의 지원을 요청하였다. 정부에서도 우리나라 최고령자가 누구인가는 상당한 관심일 것이므로 전국 지역 자료를 얻을 때 이왕 본 조사팀이 연령 확인을 위하여 사용하는 방법과 같은 방법으로 현지 실무 담당자가 일차 확인해서 보내온 자료를 바탕으로 다시 조사하기로 하였다. 다행히 보건복지부의 적극적 협조로 전국 지역별 최고령자에 대한 현지 일차 확인 자료를 확보하였고, 이를 근거로 하여 다시 직접 면담 조사를 실시하였다.

물론 이렇게 얻은 자료에도 실제 방문 조사한 결과, 잘못 보고된 점도 있었으나 오류율은 크게 줄어들었고, 결국 우리나라 최고 장수인의 윤곽을 밝힐 수 있었다. 출발하면서도 계속 현지 담당자와 연락하여 연령이 확실하지 않은 경우는 배제해 나갔다. 그러나 이러한 조사 과정 중에 가족들의 반대로 실제 조사를 못 하기도 하였으며, 일부는 본인이 기억하는 연령과 간지가 일치함에도 불구하고 가족관계에서의 연령 확인 중에 제기된 문제점으로 인해 연령을 그대로 인정하기가 미흡하여 발표 대상에서 배제한 경우도 있어 안타까웠다.

그 결과 만 109세 할머니 두 분과 만 105세 할아버지 두 분을 찾았는데, 할머니 한 분은 기력이 쇠하셨고 인지능력 장애가 있었으며, 할아버지 한 분은 2년 전부터 치매 증세를 보이는 안타까움이 있었다. 그러나 다른 두 분은 대화가 충분히 가능할 뿐 아니라 기초 일상생활을 직접 처리하실 수 있을 정도로 건강하셨으며, 놀라운 것은 당신이 쓰는 돈과 서류를 여전히 직접 관리하고 계신다는 사실이었다. 무엇보다도 감동스러웠던 것은 일반 초장수인들과 달리 이러한 최고령에 이르신 분들의 삶의 질 상태가 매우 양호하였다는 점이다. 그러한 요인으로는 무엇보다 이분들을 모시고 사는 가족관계가 너무도 감동스러울 정도로 따뜻하였다는 점을 들지 않을 수 없었다. 여든 줄의 며느님이나 오십 줄의 손자며느님들의 헌신과 온 가족의 뜨거운 가족애는 그대로 전설이 될 수밖에 없을 것 같았다.

이십 년이 지나 다시 재개한 구곡순담 장수벨트 백세인 조사는 최근 이십 년간의 우리나라 초고령화 패턴의 극심한 변화를 적나라하게 보여 주었다. 자료는 아직 정리 중이지만 우선 눈에 띄는 변화는 백세인의 거주 형태에 있었다. 백세인 중 독거인 비율이 10% 미만에서 30% 넘게 증가하였고, 시설 입주율이 2%에서 30%로 늘어났으며, 자가 거주 백세인의 경우 아들과 며느리가 모시는 비율이 80%에서 40%로 격감하였으며, 따님이 모시는 비율도 30%로 늘어났다. 우리나라 초고령인 특히 백세인의 생활습관과 거주 형태는 그대로 삶의 질을 나타내는 지표이기 때문에 이러한 지표의 변화는 백세인의 삶이 크게 변화되고 있음을 보여 준다.

참고 문헌
- 박상철. 한국의 백세인. 서울대학교 출판부. 2002.
- 박상철. 웰에이징. 생각의 나무. 2009.
- 박상철. 백세인 이야기. 샘터. 2009.
- 전남대학교노화과학연구소. 구곡순담 장수벨트 백세인 현황 보고서. 2019.

10.

건강수명 증대를 위한
공공보건의료 분야의
정책 방안

지금까지 한국 사회에서 보건의료에 대한 정부의 역할이 시장 실패를 보완하는 데에 그쳤다면, 앞으로는 국민이 누려야 할 건강할 권리를 보장하기 위한 적극적인 역할을 요구받을 것이다. 보건의료의 공공성을 시장 실패라는 협소한 틀에서 가두지 않고, 서구 사회에서 당연하게 받아들이는 건강할 권리의 보장이라는 관점에서 해석하고 이를 제도화할 때 초고령사회를 앞둔 한국 사회가 지속 가능하면서도 한 단계 진일보하고, 모든 사회 구성원의 밝은 미래를 보장할 수 있는 방향으로 나아갈 수 있을 것이다.

건강수명 증대를 위한 공공보건의료 분야의 정책 방안

서울시립대학교 도시보건대학원 교수·국립중앙의료원 공공보건의료지원센터장 임준

1. 고령화와 건강 패러다임의 전환

기대여명의 증가와 저출산이 결합하여 고령화 속도가 예상보다 빨라지고 있다. 2019년 기준으로 생산가능인구 자체가 줄어들었다. 우리 사회가 지속 가능한가에 대한 우려의 목소리가 커지고 있다. 이미 공익보다는 사익이 우선한 민간 중심의 보건의료체계로 인하여 필수의료에 대한 권리의 침해, 의료비의 증가, 건강 불평등의 심화 등 심각한 폐해가 발생하고 있는 상황에서 고령화는 우리 사회가 안고 있는 건강 문제를 더욱 악화시키고 건강보장 기반을 위협하는 핵심적인 요인으로 작용하고 있다.

인구의 고령화는 필연적으로 질병 구조의 변화와 연동된다. 기대여명이 길어진다는 것은 생애 전 주기에 걸친 유해 환경 및 인자에 노출된다는 것을 의미한다. 위험 요인에 지속해서 노출되면, 인체에 누적된 영향을 미치게 된다. 더욱이 식습관의 서구화, 신체활동의 감소 등 생활습관 전반의 변화와 맞물려 만성질환 중심으로 질병 구조의

변화가 발생한다.

만성질환은 질환의 특성상 일단 발병 후에는 원래 건강한 상태로 회복하기 어렵다. 따라서 중증질환으로 발전하기 이전에 사전 예방을 강화하는 것이 훨씬 중요하다. 사익 추구적이면서 치료 중심적인 보건의료체계로는 만성질환 중심의 질병 구조에 대응할 수 없다. 사회적 입원만 증가시킬 뿐 전체적인 삶의 질을 높일 수 없음은 자명하다. 폭발적인 의료비 증가를 감당할 방법도 없다. 선진 외국의 사례와 같이 일차보건의료 및 지역사회 건강증진의 강화가 해결의 실마리를 제공할 수 있다. 그러나 우리나라는 지역사회 일차보건의료 기반이 취약하고 보건의료체계가 병원 등 치료 중심으로 이루어져 있어서 만성질환 관리가 매우 취약하고 노인에 대한 포괄적 건강관리가 어렵다. 고령화 속도가 더 빨라질 것이 예견되는 상황에서 보건의료체계를 공공적인 방향으로 전면적인 개편을 추진해야 한다. 이러한 변화가 이루어지지 않는다면 의료비 폭탄, 높은 기대여명에 반하는 낮은 건강수명과 삶의 질 문제는 해결되기 어려울 것이다.

더욱이 기대여명의 증가는 만성질환의 구성에도 큰 변화를 가져오고 있다. 개인 수준과 집단 수준에서 고혈압과 당뇨병으로 대표되는 만성질환 관리가 강화됨에 따라 심뇌혈관질환의 중요성이 상대적으로 줄어들고 일반적인 고령 인구에 발생하는 허약성의 문제가 중요한 건강 이슈로 등장하고 있다. 현재도 65세 이상 인구의 20% 정도가 허약 노인이고 그 비중이 점차 커지고 있는데, 향후 본격적인 초고령사회가 도래한다면 그 비중이 더 커질 수밖에 없어서 결코 비껴갈 수 없는 건강 의제가 될 것이 확실하다.

2. 노인 건강을 위한 일차의료의 강화

한국의 만성질환자가 전체 인구에서 차지하는 비중은 2017년 기준으로 33.6%에 이르고 있고, 이에 따라 만성질환 진료비 비중도 2003년 26.8%에서 2017년 41.0%로 지속해서 늘어나는 추세다. 특히 고혈압 및 당뇨병 진료비가 약 5.3조 원으로 연평균 고혈압은 3.2%, 당뇨병은 7.4%로 증가하고 있다. 이렇듯 질병 부담이 지속해서 증가하고 있지만, 고혈압 및 당뇨병 환자의 인지율, 치료율, 조절률은 50% 미만으로 나타날 정도로 관리가 제대로 이루어지지 않고 있다. 만성질환 관리에서 비용 효과적이면서 적정한 질을 담보하기 위해서는 일차보건의료의 역할이 중요한 것으로 알려져 있다. 하지만 서구와 달리 의원급에서 만성질환을 다루는 비중이 크지 않고 오히려 줄고 있어서 정부는 이에 대한 대책으로 일차의료에 기반을 둔 만성질환 관리 시범 사업을 추진하고 있다. 시범 사업은 '의사'가 주체가 되어 질병 교육 4회를 실시하는 내용을 담고 있고, 포괄적 평가에 근거하여 1년 주기의 건강생활실천계획을 수립하는 내용으로 구성되어 있다. 또한, 케어 코디네이터를 두어 건강교육과 케어 연계 및 조정 업무를 하도록 하고 있다.

이번 시범 사업은 일차의료의사의 포괄적인 역할을 강조하고 있다는 점에서 기존에 정부가 해 왔던 다른 시범 사업들과 근본적인 차이가 존재한다. 2019년부터 시범 사업이 시작되어 많은 지역사회 의사회와 소속 의원이 참여할 것으로 기대될 정도로 일차의료 측면에서 큰 획을 긋는 사건임이 틀림없다. 그러나 보완해야 할 부분도 많다. 먼저, 케어 코디네이터의 기능을 수행할 간호사 인력의 안정적인 공급과 관리가 이루어져야 한다. 사용자 친화적인 전산 시스템을 개발, 적용하여 시범 사업이 안정적으로 작동할 수 있도록 정보체계를 보완해야 한다. 만성질환 관리에 필요한 인프라 확충도 필요하다. 당뇨병 환자와 같이 자가관리의 강화가 질환 관리에 필수적인 경우는 추가적인 집중교육 프로그램을 제공할 수 있도록 건강생활지원센터 등 보건기관의 연계가 강화되어야 한다. 일차의료의사를 포함한 일차보건의료 인력에 대한 역량 강화도 이루어져야 한다.

중장기적으로는 만성질환 관리 시범 사업의 질을 지속해서 높여 나가고 실질적인 효과를 발휘하기 위한 정책이 고려되어야 한다. 예를 들어 성과 모니터링 체계를 마련하고, 성과를 달성한 의료기관에 인센티브를 제공하는 방식의 성과 지불제도 도입을 검토해야 한다. 등록 환자가 스스로 자가관리 역량을 높이는 것에 인센티브를 강화하는 방안도 필요하다. 현재도 검진 바우처, 본인 부담 경감 등 환자 인센티브를 제공하고 있지만, 체계적인 자가관리 역량을 강화하기 위한 전략은 충분하지 못한 형편이다. 일회적인 등록 및 방문에 대한 인센티브에 그치는 것이 아니라 일상의 삶 속에서 적극적인 건강생활을 할 수 있도록 유도하기 위한 건강 마일리지 프로그램을 도입할 필요가 있다. 그리고 이러한 프로그램은 현재 보건소에서 수행하고 있는 모바일 헬스케어 사업과 연동할 필요가 있다. 결국, 이러한 인센티브를 통해 지역사회 일차의료기관과 보건기관 간에 연계를 강화할 필요가 있다.

마지막으로 지역사회에서 만성질환의 관리가 자기 완결적인 구조

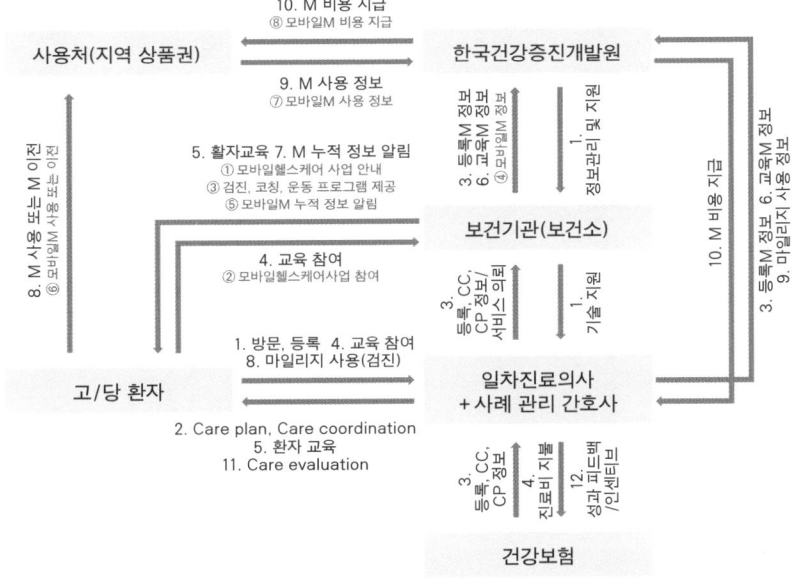

자료: 임준 등. 건강 무관심 계층의 건강생활을 위한 건강 마일리지 모델 개발 연구. 2017

를 갖추기 위해서는 중진료권 내에서 지역책임의료기관 및 이차의료기관과 의뢰-되의뢰 체계를 갖출 필요가 있다. 건강생활지원센터와 일차의료기관 간에 지역사회 협력체계도 강화해야 한다. 지역 의사회, 보건소, 건강보험공단 지사, 지역 주민대표 등의 참여를 기반으로 한 '지역사회 일차의료 기반 만성질환 관리사업 추진위원회'를 구성 및 운영하고, 고혈압·당뇨병 관리 모니터링, 환자 안전 및 질 평가, 보건-의료-복지 연계 등에 관한 책임을 맡도록 해야 한다.

향후 고혈압과 당뇨병에 초점을 맞춘 만성질환 관리사업은 다른 만성질환으로 확대될 필요가 있다. 건강생활지원센터는 지역 의사회와 함께 만성질환 확대를 위한 시범 사업을 추진하고, 더 나아가 노인, 장애인, 영유아(산모) 등의 지역사회 포괄적인 건강관리를 위한 시범 사업을 수행해 나갈 수 있도록 적극적인 협력체계를 강화할 필요가 있다. 특히, 포괄적인 건강관리는 커뮤니티 케어를 실현하기 위한 중요한 정책적 과제이고, 건강생활지원센터의 기본 기능인 노인, 장애인의 포괄적인 건강관리를 전제로 한 보편방문 서비스와 연계하여 이루어질 수 있다는 점에서 일차의료기관과 적극적인 협력을 모색해 나가야 한다.

3. 커뮤니티 케어와 지역 보건의 재구성

커뮤니티 케어란 지역사회 주민이 병원이나 시설이 아닌 자기 집이나 그룹홈 등 지역사회에 거주하면서 독립적 생활을 할 수 있도록 개개인의 욕구에 맞는 보건의료, 복지, 생활 지원 등의 서비스를 제공하여 지역사회에서 건강한 노년 생활이 가능하도록 하는 체계 또는 서비스를 포괄하는 개념이다. 현실적으로 요양병원이나 요양시설 등에 입원·수용되어 있는 노인, 장애인들이 퇴원 후 지역사회에서 살아갈 수 있도록 개개인의 욕구에 맞는 보건의료, 복지, 생활 지원 등의 서비스를 제공하여 탈원화 또는 부적절한 입원 및 수용을 해소할 수 있도록 함을 목적으로 하는 체계 또는 서비스를 의미한다.

향후 커뮤니티 케어 선도 사업이 전국에 걸쳐 8개 지역에서 시범 운영될 것으로 보이는데, 초고령사회가 도래하는 2025년을 염두에

두고 커뮤니티 케어의 개념과 취지에 맞는 사업이 이루어지기 위해서는 제대로 된 정책 방향 설정이 우선되어야 한다. 포용 사회 구축이라는 정부의 정책 방향에 기초해야 함은 두말할 필요가 없는 일일 것이다. 잔여적 접근에서 벗어나 보편성에 기초한 정책 기조의 유지도 필요하다. 좋은 돌봄을 실현한다는 정책 방향을 견지해야 한다. 노인이 지역사회에서 존엄한 삶을 살 수 있으려면 돌봄의 양적 확대만을 고집하지 말고 다양한 보건·복지 서비스 확충으로 좋은 돌봄을 실현하는 방향을 가져야 한다. 또한 괜찮은 일자리를 창출하기 위한 일자리 정책과 연결되고 대안적인 지역사회 경제생태계가 활성화될 수 있는 정책 방향을 견지해야 한다. 그리고 지역의 사회경제적 조직 및 주민이 주체가 되어 사회적 주택(마을관리협동조합) 및 보건복지 서비스를 제공하고, 마을식당 등을 운영함으로써 지역의 경제생태계를 활성화하는 방향으로 커뮤니티 케어 정책이 수립되어야 한다. 마지막으로 커뮤니티 케어는 보건복지부, 국토교통부, 행정안전부, 기획재정부 등 다부처가 공동으로 계획·협력을 추진할 필요가 있다. 이를 위해서 총리실 산하에 범부처 TF를 구성하여 포용국가 실현을 위한 커뮤니티 케어의 정책 방향을 새롭게 확대 재구성해야 한다.

커뮤니티 케어는 원칙적으로 돌봄이 필요한 지역사회 모든 주민을 대상으로 이루어져야 하지만, 사회적 입원 및 입소를 줄이고 지역사회에서 독립적인 생활을 보장할 필요성이 큰 노인과 장애인을 우선적인 대상으로 해야 한다. 우선 급성기 질병 발생 및 회복기 재활 후 보건의료, 복지, 생활 지원 등의 서비스가 필요한 노인을 대상으로 한 퇴원 후 연계체계를 구축하여 조기에 지역사회 복귀가 가능하도록 해야 한다. 시설에 입소해 있는 노인 등도 의학적 요구도가 낮고 일정 수준 이상 일상생활 능력이 있는 경우 커뮤니티 케어의 대상이 될 수 있다. 또한 지역사회에 거주하는 모든 노인, 장애인을 대상으로 보건의료, 복지, 생활 지원 등을 통합적으로 제공하여 가능한 지역사회에서 독립적인 생활이 가능하도록 할 필요가 있다.

읍·면·동 주민센터는 커뮤니티 케어를 원하는 주민에게 최초 상담 및 연계가 이루어지는 플랫폼이 될 수 있다. 그러나 읍·면·동 주민센터가 플랫폼의 역할을 하기 위해서는 보건, 요양 등의 인프라가 충분하게 갖추어져야 한다. 노인, 장애인에게 보편적인 커뮤니티 케어 서비스를 제공하려면 단지 연계만으로 가능하지 않을 것이다. 또한 보건의료와 복지의 특성을 고려하지 않은 채 단지 연계한다고 서비스가 통합적으로 이루어지지 않는다는 점에서 인프라 확대와 함께 보건의료체계와 복지체계가 대상자를 중심으로 통합적으로 제공될 수 있는 연계체계를 구축할 필요가 있다. 소생활권에는 건강생활지원센터와 재가돌봄센터가 설치되어야 한다. 재가돌봄센터는 소생활권에서 복지기관과 연계를 통한 퇴소환자 주거시설, 재가 요양, 일상생활 보조, 주간 보호 등 복지 서비스의 제공 및 보건의료 서비스를 연계하는 역할을 담당할 수 있을 것이다.

시·군·구 및 보건소는 케어 매니지먼트 체계를 구축하여 커뮤니티 케어를 기획하고 평가하는 기능을 수행하는 동시에 건강생활지원센터와 재가돌봄센터 연계 등 지역 내 커뮤니티 서비스 제공에서 컨트롤타워 기능을 수행해야 한다. 일차의료기관도 커뮤니티 케어에

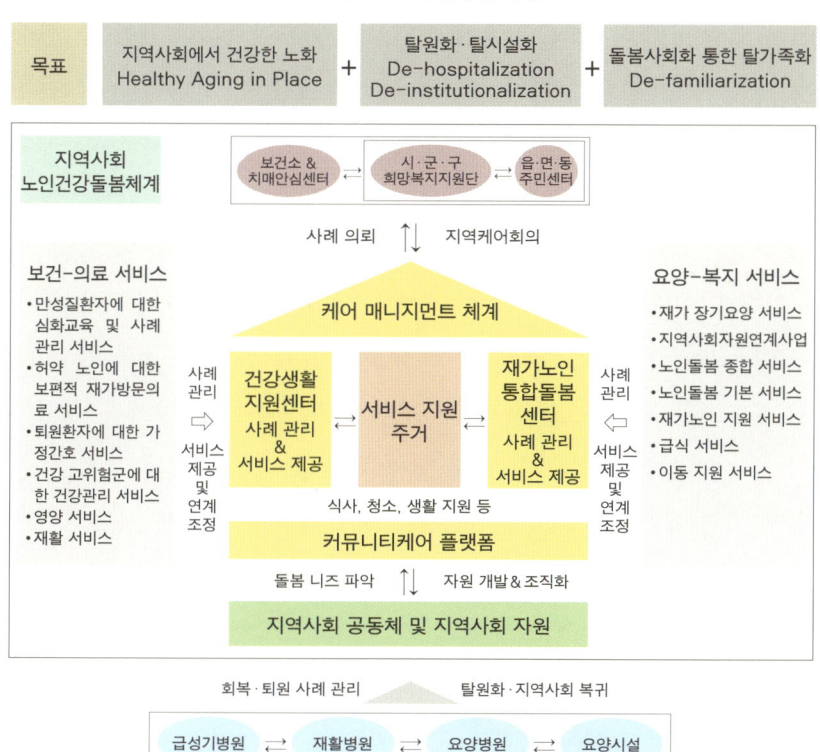

자료: 석재은 등. 서울시 거점재가서비스기관 도입 방안 연구. 2019

포함되어야 하나 일차의료기관의 기능이 지역사회에서 포괄적 기능을 수행하기는 아직 제도적 기반이 마련되어 있지 못하고, 실질적인 역할을 담당하기 위한 역량을 갖추지 못한 관계로 중장기적인 전망 속에서 커뮤니티 케어의 중요한 구성 요소가 될 수 있는 조건을 확보해 나가야 한다.

커뮤니티 케어의 구축을 위해서는 지역 보건의 위상과 역할이 달라져야 한다. 만성질환 중심으로 질병 구조가 바뀌면서 일차의료 기반 만성질환 관리 강화, 기능 중심의 보건의료전달체계 개편 등 정부의 정책 방향 변화도 지역 보건의 위상과 역할이 달라져야 할 이유다. 그러나 이러한 구조 변화에도 불구하고 지역 보건은 여전히 특정 계층, 특정 질환 중심의 잔여적 시각에서 벗어나지 못하고 있다. 이러한 관점으로는 우리 사회가 직면한 고령화 문제를 해소할 수 없다.

그런데 최근 잔여적 시각에 기반을 둔 지역사회 보건 패러다임에 균열이 생기고 있고, 새로운 변화가 형성되고 있다. 건강 불평등 해소, AIP(Aging in Place)를 위한 건강 마을 만들기, 고령화를 대비하여 지속 가능한 지역사회 구축 등을 목표로 생활터 및 소생활권 단위로 지역사회 보건의료, 복지, 생활 지원 등의 서비스를 통합적으로 제공하기 위한 연계체계 구축의 필요성이 커지고 있다. 즉, 지역주민 전체를 대상으로 하는 보편적 접근 전략으로 지역사회 보건의 패러다임이 변화하고 있다.

이러한 변화 속에서 주민 참여에 기반을 둔 소지역 단위의 건강관리체계 구축을 위한 다양한 시도가 전개되면서 보건기관의 기능 개편 필요성이 커지고 있다. 특히, 보건 환경 변화에 따라 보건의료 패러다임 전환이 필요한 시점에서 소지역 단위 건강관리체계의 핵심적 역할을 담당하고, 이후 커뮤니티 케어 체계 구축의 디딤돌 역할을 담당할 건강생활지원센터의 확충 필요성이 커지고 있다.

현재 시·군·구에 설치 운영되고 있는 보건소는 집단 대상의 공중보건 기능과 대인 서비스 위주의 건강관리 기능이 혼재되어 있어서 제대로 된 기능을 수행하기 어렵다. 더욱이 인프라 및 접근성 측면에서 지역 주민 전체를 대상으로 한 보편적 서비스를 제공하지 못한 채 특정 계층에 국한된 서비스를 제공하고 있고, 시·군·구의 모든 지역을 포괄하지 못한 채 보건소 인근 지역에 한정된 내소자 중심의 잔여적 접근에 그치고 있다. 생활터별 포괄적 서비스를 제공하지 못하고 특정 사업 위주의 분절적인 서비스만을 제공하는 현행의 보건소 구조로는 보건 환경의 변화에 능동적으로 대응하기 어렵다. 따라서 보건소 기능의 재구조화 작업이 요구된다.

보건소는 시·군·구 단위의 기획 및 질병 관리를 총괄하는 기능, 규제 및 행정 기능, 집단 대상의 보건사업 기능, Day Care Center 운영, 시·군·구 단위의 케어 매니지먼트 체계의 운영 및 거버넌스 참여 기능 등을 수행하는 조직으로 재구조화할 필요가 있다. 이러한 역할 중심으로 재구조화를 위해서는 일부 군 지역을 제외하면 외래 진료 기능을 축소 또는 폐지하는 것이 타당할 것으로 보인다.

보건소가 인구집단 대상의 공중보건 기능을 수행한다면, 그동안 보건소가 직접 수행해 온 대인 서비스 기능은 읍·면·동 또는 소생활권 단위에 건강생활지원센터의 설치를 통해 실현해 나가야 한다. 이미 보건지소가 설치된 지역은 보건지소에 건강생활지원센터의 기능을 포함해 대인 서비스 기능을 강화하고, 기존의 인프라가 없는 지역은 건강생활지원센터를 신축하여 인력을 배치해 나가야 한다.

구체적으로 건강생활지원센터는 재가 및 퇴원 후 건강관리가 필요한 노인, 장애인을 대상으로 보편방문 서비스를 포함한 포괄적인 건강관리 서비스의 제공, 일차의료기관의 만성질환 관리 지원, 검진 유소견자 대상의 건강관리, 지역 특성에 맞는 주민 참여형 사업, 생활터별 건강증진사업 제공 등의 기능을 수행해야 한다. 이러한 기능을 수행하기 위해 건강생활지원센터는 소생활권 내에 일차의료기관과 협력체계를 강화하고, 재가돌봄센터 등과 연계체계를 강화할 필요가 있다.

이처럼 건강생활지원센터는 변화하는 보건의료 환경 속에서 매우 중요한 역할을 담당해야 할 필요성이 커지고 있다. 그러나 건강생활지원센터는 아주 일부 지역만 설치되어 있고, 그 기능도 내소자 중심의 건강증진 업무에 국한되어 있어서 확충 모형을 개발하고 지역의 특성을 고려한 운영 효율화 방안이 마련되어야 한다.

4. 보건의료 공급체계의 공공성 강화

고령화에 따른 노인의 건강 문제를 해결하려면 중장기적으로 공급체계의 공공성을 강화하는 방안이 필요하다. 먼저, 의료기관의 기능에 따라 의료전달체계를 확립해야 한다. 의원급 의료기관 중심으로 주치의제도를 도입하여 등록된 환자에 대한 건강관리를 얼마나 잘 지원했는지에 따라 진료비를 보상받고, 언제든 건강 상담과 질병 상담을 주치의로부터 받을 수 있도록 하며, 등록한 노인 환자의 서비스 이용에 대한 조정자 역할을 주치의가 담당하게 함으로써 해당 노인 환자에게 가장 적합한 서비스가 적시에 제공되는 동시에 불필요한 의료자원의 낭비를 줄여 나가야 한다. 또한, 병원이 입원 중심으로 운영되어 병원과 의원 간에 실질적인 전달체계가 이루어질 수 있도록 제도적 장치를 마련해야 한다.

앞서 살펴본 바와 같이 소생활권 단위로 보건기관을 확충하고 보건기관의 기능을 개편해야 한다. 시·군·구 내에 소생활권 단위로 건강생활지원센터를 확충하거나 보건지소 기능 전환 등을 통해 일차보건의료 및 커뮤니티 케어의 공공 인프라를 구축해야 한다. 주치의 제도가 갖추어져 있지 않은 관계로 대다수 의원은 치료 중심의 서비스를 제공하고 있고, 질병 예방 및 건강증진 등을 목적으로 한 일차보건의료 서비스를 국민에게 제공하지 못하고 있다. 이러한 서비스는 주로 공공보건의료기관인 보건소에서 이루어지고 있는데, 인력 등을 포함한 인프라 부족으로 지역 주민 전체를 대상으로 하지 못하고 일부 연령대와 계층에 국한된 서비스만 제공하고 있다. 특히, 주치의제도가 도입될 경우 교육 및 상담, 방문간호, 재활 서비스 등 주치의와 연계된 보건의료 서비스를 제공하기 위한 인프라 구축이 요구되는데, 서비스의 접근성과 포괄성, 그리고 질적 요건을 갖추기 위해서 일차보건의료 영역에서 공공적 접근이 요구된다. 인구 5만 명 또는 노인 인구 1만 명당 한 개 이상의 건강생활지원센터를 확충하거나 보건지소의 기능을 전환하는 방안을 생각해 볼 수 있다. 이를 위해 지역보건법을 개정하고 시·군·구의 보건기관 조직 개편을 추진해야 한다.

또한 국민의 생명과 안전에 관한 필수의료를 보장하기 위해 책임의료기관을 육성해야 한다. 공공의료기관의 인력 및 시설 기준을 선진 외국 수준으로 끌어올리고, 중진료권 내에 필수의료를 보편적으로 보장하기 위해 충분한 질을 확보한 지역책임의료기관을 지정 또는 확충할 필요가 있다. 권역/지역 책임의료기관 간 연계체계를 강화하고 시도, 보건소 등 간에 협력체계를 강화해야 한다. 중소 병원 등 병상 공급이 과다하게 집중되어 비정상적인 과잉 진료와 서비스의 질 저하가 나타나는 지역은 중소 병원을 다른 기능으로 전환하여 공급체계의 효율성을 높여 나가는 방안도 함께 검토해야 한다.

지역, 계층을 떠나 모든 사회 구성원에게 필수보건의료 서비스에 대한 동등한 접근권을 보장하기 위해 단일한 공공보건의료체계를 구축해야 한다. 단일한 공공보건의료체계는 보건의료 서비스 및 건강 관련 서비스가 시장의 흥정에 따라 달라지지 않고 사회적 필요에 따라 예방, 치료, 재활 서비스가 연속적으로 제공되고, 일차보건의료부터 삼차 의료까지 서비스의 연계와 조정이 이루어지는 체계를 의미한다. 또한 의료기관의 운영비는 건강보험 급여비를 통해 조달하지만, 시설, 장비 등 자본 비용은 일반회계 또는 별도의 건강보험의 필수의료기금을 통해 조달하는 체계를 의미한다. 소유지배구조를 제외하면 공공보건의료체계 내의 공공의료기관과 민간의료기관이 공공적 기능 측면과 재원 조달 측면에서 동등함을 의미한다.

주치의 역할을 맡은 일차의료기관과 소생활권 단위의 건강생활지원센터가 결합하여 일차보건의료 네트워크를 구축하여 등록제 기반의 일차 진료를 포함한 포괄적인 일차보건의료 서비스와 돌봄 및 복지와 연계된 커뮤니티 케어 서비스를 통합적으로 제공해야 한다. 아울러 일차의료기관의 의뢰에 근거하여 통원전문진료센터와 지역책임의료기관 그리고 권역책임의료기관에서 급성기 및 회복기 서비스와 지역 기반의 교육 및 연구가 함께 진행될 수 있도록 해야 한다. 일하는 사람의 건강권을 보장하기 위해 보건의료 인력 기준을 북유럽의 복지국가 수준 이상으로 확대하고, 기관의 예산을 인력 기준과 연동하여 편성 지급함으로써 인력 양성 및 관리에서 정부의 책임성을 높여 나가야 한다.

5. 노인의 삶의 질 향상을 위한 건강보장의 강화

원칙적으로 건강보장제도는 질병 때문에 의료비 부담이나 소득 손실 등 사회경제적 위험에 빠져도 위험 발생 이전과 비교하여 어떠한 사회경제적 위치의 하락도 발생하지 않도록 포괄적인 사회 안전망을 촘촘하게 짠다는 원칙과 방향 속에서 구축되어야 한다. 즉, 사회경제적 위치나 불건강 상태에 도달한 원인 등에 따라 차별이 발생하지 않고, 오로지 불건강 상태에서 건강을 회복하거나 원상태로 복귀할 수 있도록 사회가 제공할 수 있는 모든 수단이 동등하게 제공되어야 한다. 이를 위해서 문재인 케어로 대표되는 건강보험 보장성 강화에서 한 발 나아가 소득 상실의 보장을 위해 건강보험에 상병수당 제도의 우선 도입을 검토할 필요가 있다.

현재 문재인 케어는 의학적 필요가 있는 모든 비급여 항목을 예비급여로 전환한 이후 단계적으로 급여로 전환한다는 계획 속에 진행되고 있다. 그러나 예비급여는 본인부담상한제도에 적용을 받지 않는 것으로 되어 있어서 중증환자 등과 같이 의료비 부담이 큰 가계의 부담을 줄이는 데에 제한적이다. 따라서 예비급여도 본인부담상한제

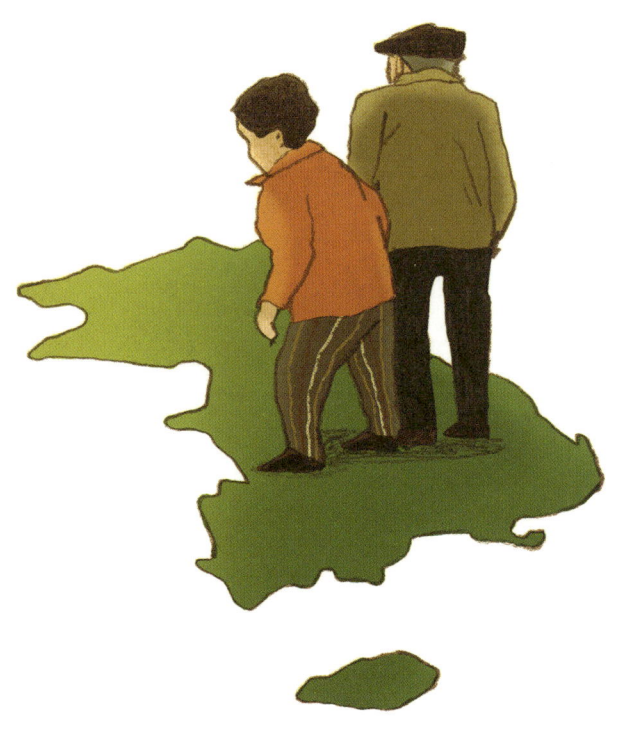

도에 포함하고, GDP 대비 의료비 비중을 10% 내외로 유지하면서 건강보험의 최소 입원보장률을 90% 이상, 연 소득의 1% 이내로 본인부담을 제한하는 본인부담상한제를 시행함으로써 실질적인 무상의료(Free Healthcare)를 달성해야 한다. 노인의 빈곤 문제가 심각하고 빈곤의 주요 이유가 건강 문제에 기인한다는 점에서, 아울러 초고령사회가 조만간 도래하는 상황에서 건강보험의 보장성 강화는 노인에게 가장 필요한 정책임이 틀림없다. 이렇게 건강보험 보장률이 획기적으로 개선되면 정부 정책이 미칠 수 있는 범위가 확대되어 공급자에 대한 견제 기능이 강화될 수 있고, 의료비의 적정화도 가능해질 수 있다. 또한 공급자 행태가 투명해질 것이고, 전문가의 자율적인 규제도 촉진할 수 있을 것이다.

건강보험의 재정 안정성과 보험료 부과의 공정성도 높여야 한다. 건강보험 보장성 확대에 따른 건강보험 재정 증가에 대하여 사업주, 정부, 국민의 고통 분담을 전제로 보험료 인상을 추진하되, 보험료 상한을 폐지하고 직장과 지역의 보험료율을 가입자(가구)의 총소득에 부과하여 보험료를 산출하며, 건강보험 국고지원 사후정산제를 시행해야 한다. 또한 최저 생계비 150% 이하까지 의료급여 수급권자 범위를 확대하고, 지역의 경우 보험료 기준으로 하위 30% 가구의 건강보험료를 줄여야 한다. 실제 빈곤 상태에 있는 노인 가구의 상당수가 건강보험료를 내야 하는 부담을 줄여 주어야 한다.

시민의 정책 참여와 자기결정권에 기초한 새로운 거버넌스 체계의 구축도 요구된다. 시민의 자발적 참여를 통해 선출된 건강위원과 그 위원회를 통해 통합 건강보장기구와 공공보건의료체계의 관리운영이 이루어져야 한다. 이를 위해서 권역 및 지역의 건강보장기구와 공공보건의료체계의 관리운영을 책임지는 주체로서 시·군·구 단위의 지역건강위원회와 시도건강위원회를 구축해야 한다. 설치된 건강위원회를 통해 공공 및 민간의료기관에 대한 평가 및 감독 기능을 부여할 필요가 있다. 이를 위해 우선, 공급자, 정부, 국민 간의 '지속 가능한 건강보장체계 구축을 위한 국민협약'을 추진하고, '건강보장 국민참여위원회'를 설치, 운영할 필요가 있다. 지역 차원으로는 주민 참여 속에서 보건소 등 보건기관이 운영되고, 의료기관에 대한 모니터링 및 평가가 이루어질 수 있도록 함으로써 지역건강위원회가 설치

될 수 있는 근거를 마련해야 한다. 노인 빈곤을 포함하여 사회경제적 요인에 의한 건강 불평등을 줄이기 위해 대통령 직속의 '건강불평등 개선위원회'를 설치하는 방안도 검토해야 한다.

6. 글을 맺으며

지금까지 한국 사회에서 보건의료에 대한 정부의 역할이 시장 실패를 보완하는 데에 그쳤다면, 앞으로는 국민이 누려야 할 건강할 권리를 보장하기 위한 적극적인 역할을 요구받을 것이다. 보건의료의 공공성을 시장 실패라는 협소한 틀에서 가두지 않고, 서구 사회에서 당연하게 받아들이는 건강할 권리의 보장이라는 관점에서 해석하고 이를 제도화할 때 초고령사회를 앞둔 한국 사회가 지속 가능하면서도 한 단계 진일보하고, 모든 사회 구성원의 밝은 미래를 보장할 수 있는 방향으로 나아갈 수 있을 것이다.

참고 문헌

- Banta HD, Luce BR. Health Care Technology and Its Assessment. p. 49, Oxford University Press, 1993.
- Song YM, Byeon JJ. Excess mortality from avoidable and non-avoidable causes in men of low socioeconomic status: a prospective study in Korea. J Epidemiol Community Health 2000; 54: 166-172.
- OECD. OECD Health Statistics. 2017.
- 김명희·김철웅·박형근·윤태호·임준. 의료사유화의 불편한 진실. 서울: 후마니타스. 2010.
- 보건복지부. 공공보건의료 발전종합대책. 2018.
- 신영수·김용익·강길원·강민아·강영호·권영대 등. 의료관리. 서울: 서울대학교 출판문화원. 2013.
- 정태경·강성홍. 한국과 미국 의료기관의 중증도 보정 사망률 비교. 한국디지털정책학회 2013; 11(5): pp. 371-384.
- 조희숙·김윤·김창훈·김태현·나백주·박기수 등. 지역별 의료 및 공공보건의료 거버넌스 구축 방안 연구. 춘천: 강원대학교 산학협력단. 2018.

11.

4차 산업혁명과
미래의 고령사회

과학자들은 가상현실을 이용해 외상 후 스트레스 장애 등 정신질환을 치료하거나, 뇌 부분에 전기 자극을 줘 떠올리기 싫은 기억은 지우고 죽어 있던 기억은 되살려 치매를 치료하는 등 기발한 아이디어를 실제 의학기술로 실현시키고자 하고 있다. 의학기술이 발달하는 만큼 미래에는 덜 아프고 더 젊고 건강하게 더 오래 살 수 있을까. SF 영화 속에서 상상으로만 가능했던 미래가 다가오는 만큼 로봇이나 기계, 컴퓨터가 아닌 사람만이 할 수 있는 능력도 중요해질 전망이다.

4차 산업혁명과
미래의 고령사회

동아사이언스 의학 담당 기자 이정아

우주비행사 한 사람이 유리 챔버에 들어가 눕자 혈압과 혈당 수치를 재더니, 상처를 발견하고 피부나 장기가 얼마나 손상됐는지 등 건강 상태를 확인한다. 그리고 예측 수명을 계산해 생명이 얼마나 남았는지 알려 준다. _영화 〈패신저스〉

이번에는 한 여자가 유리 챔버에 들어가 누우니 장비가 온몸을 스캔한다. 암이 발생했다고 진단하고 나서 주사 한 방으로 완벽하게 치료했다. _영화 〈엘리시움〉

공상과학(SF) 소설이나 영화에서는 놀라운 의학기술이 등장한다. '저런 시대가 온다면 더는 아프고 고통스러운 사람도, 사랑하는 가족을 잃는 일도 없겠구나' 하는 희망적인 생각과 함께 '과연 저런 시대가 정말 올까' 하는 의문이 든다.

하지만 의사와 환자들이 스스로 느낄 수 있을 정도로 그간 의학기술은 눈부시게 발달했다. 과거에는 무조건 개복을 해야 했던 수술이 지금은 작은 구멍만 내 필요한 기기만 넣어 진행된다. 심지어 이 복강경 로봇이 수술하는 데 필요한 구멍이 점점 작아지면서 흉터도 최소화하고 있다.

수술뿐만이 아니다. 최근 일상생활에 '훅' 들어와 있는 스마트 기술이 이미 병원에도 들어와 있다. 요즘은 스마트폰 앱으로 특정 단어 검색부터, 기사 읽기, 은행 송금 업무, 쇼핑, 심지어 음식 배달까지 하고, 손가락으로 직접 타이핑하는 대신 목소리로 음성인식 인공지능(AI)에게 명령을 내릴 수 있다. 병원에도 이 AI와 사물인터넷(IoT) 기술을 적용한, 일명 '스마트병원 시대'가 열렸다.

아직 SF 영화에서처럼 획기적이고 놀라운 시스템은 아니지만, 과거 우리가 상상해 왔던 미래 병원이 시작됐음을 온몸으로 느낄 수 있다.

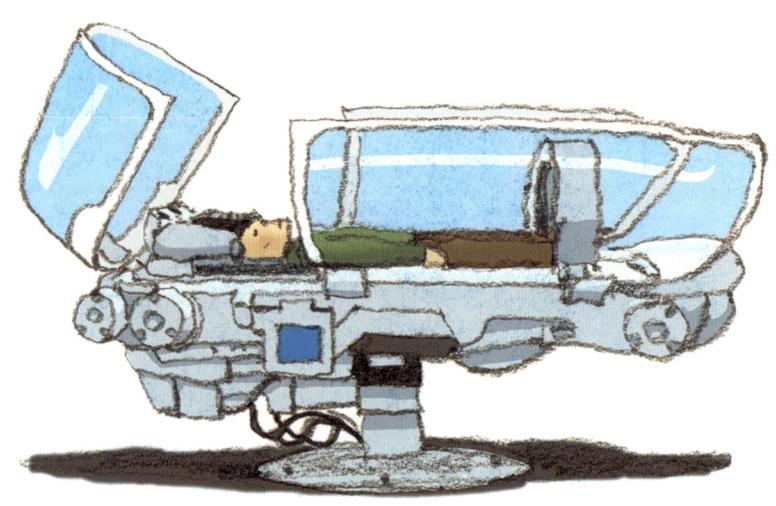

AI와 IoT 기술 발달이 가져온 '스마트병원 시대'

글로벌 시장조사기관 프로스트 앤 설리번이 내놓은 '스마트병원의 미래' 보고서에 따르면 2025년까지 전 세계 종합병원의 약 10%가 AI를 구축한 스마트병원이 될 전망이다. 보고서에서는 스마트병원이 등장할 핫스팟으로 미국과 캐나다, 영국, 스웨덴, 핀란드 등과 함께 한국을 꼽는다. 한·중·일에서 유일하다.

이미 해외에서는 미국 존스홉킨스병원과 캐나다 해밀턴의료과학기관, 미국 피츠버그의료센터 등이 스마트병원을 추진 중이고, 국내에서도 분당서울대병원과 서울성모병원, 삼성서울병원, 이대서울병원, 강동경희대병원 등이 스마트병원 콘셉트를 내세우고 있다.

현재 스마트병원은 '환자의 편의를 돕는 수준'이다. 예를 들면 스마트폰 앱을 이용해 진료 날짜와 시간을 예약하고, 병원에 도착해서는 검사실 위치와 대기 순번을 확인하거나 수납을 할 수 있다. 의사가 환자에게 설명했던 내용을 녹음 및 기록한 파일이나 진료 시 봤던 이미지 파일도 볼 수 있다.

그렇다면 SF 영화에서 상상하는 것처럼 미래에 등장할 '진짜 스마트병원'에는 어떤 기술이 있을까? 의학 전문가들은 더는 아프지 않고, 외롭지 않은 고령화사회를 맞이하기 위해 여러 가지 연구를 하고 있다.

수술 없이 피 한 방울로 암 검진

지금은 몸에 이상이 있는지 확인하기 위해 4시간 가까이 걸리는 건강검진을 해야 한다. 키와 몸무게, 혈압 등 기본적인 수치를 재고 위와 대장내시경이나 복부 초음파, 컴퓨터단층촬영(CT)이나 자기공명영상(MRI) 촬영을 하기도 한다. 혹시나 몸에 생긴 혹이 종양인지 아닌지 알아보려면 수술 과정에서 떼어 낸 조직을 검사(생검)해야 한다. 검사 과정 동안 느끼는 고통이나 수술 후 후유증이 뒤따를 수도 있다. 젊은 사람뿐만 아니라 특히 노인에게는 여간 힘들고 번거로운 일이 아닐 수 없다.

그래서 과학자들은 피 몇 방울로 간단하고 빠르게 병을 진단하는 기술을 개발하고 있다. 혈액 속에 질병을 진단하거나 예측할 수 있는 '바이오마커(생체지표)'가 들어 있기 때문이다.

혈액에는 물질대사로 생성된 물질이나, 당이나 지질 같은 영양분, 여러 호르몬과 효소, DNA와 RNA 등 유전물질이 들어 있다. 그래서 특정 질환이 발생하거나 어느 정도 진행되면 혈액 내 성분들의 양이 조금씩 달라진다. 마치 임신 테스트기를 이용하면 소변 한 방울로 임신 여부를 알 수 있듯이, 핏방울로 각종 병을 진단하려는 것이다.

이런 검진 방법이 실현되려면 먼저 질병마다 혈액 내 성분이 얼마나 변하는지 '아주 민감하게' 알아야 한다. 아주 적은 양의 피에서 일어나는 섬세한 변화를 알아채야 하기 때문이다.

바이오마커를 활용하기에 가장 적합한 분야는 암 진단이다. 최근 10년 동안 폐암이나 유방암, 대장암, 위암 등 암을 진단할 수 있는 바이오마커 기술 개발이 증가해 왔다. 특정 암을 진단하는 바이오마커가 상용화된다면 당뇨병 환자가 혈당 수치를 재듯이 암 검사를 할 수 있을 전망이다. 수술처럼 통증이나 후유증이 없는 데다 치료받는 동안 병이 얼마나 나았는지 관리하기에도 편하다.

환자에 따라 적절하게 치료하는 '개인 맞춤형 치료'

인류의 '죽지 않고 오랫동안 건강하게 사는 꿈'을 실현시키기 위해 과학자들은 유전자에 주목하고 있다. 유전자마다 어떤 기능을 하는지 알아내 병을 조기에 진단하거나 예측해 미리 방지하겠다는 것이다. 유명 할리우드 배우인 안젤리나 졸리가 자신이 유방암 관련 유전자를 갖고 있다는 사실을 알고 예방하기 위해 수술을 받았다는 에피소드는 너무 잘 알려져 있다.

최근 과학계에서는 크리스퍼 캐스9 등 유전자 가위로 특정 유전자를 잘라 동물이 병에 걸리지 않게 하는 연구로 뜨겁다. 윤리적인 이유로 인간을 대상으로 한 실험은 금지돼 있는데, 2018년 11월 중국 과학자인 허젠쿠이 박사가 유전자 가위로 수정란을 편집해 에이즈에 걸리지 않는 쌍둥이를 탄생시켜 세계적인 논란을 일으켰다. 그가 잘라 낸 유전자는 에이즈를 일으키는 인간면역결핍바이러스(HIV)가 세포를 감염시키는 경로에 관여하는 CCR5로 전해졌다.

윤리적인 문제 외에도 기술적으로도 유전자 편집 기술을 이용해 무병장수의 꿈을 이루기에는 시간이 좀 더 필요하다. 유전자마다 어떤 기능을 하는지 전부 알기 어려운 데다가, 단독 유전자가 아닌 여러 유전자가 복합적으로 작용해 특정 질환을 일으킬 수 있기 때문이다.

과학자들은 유전자 단위에서 정밀하게 병의 원인과 과정을 밝혀내는 기술이 일상화하면 병의 이름을 정하는 방법도 달라질 것으로 전망하고 있다. 지금은 폐에 암이 생기면 폐암, 간에 염증이 생기면 간염, 이런 식으로 증상과 증상이 나타난 장기의 이름으로 병 이름을 짓는다. 컴퓨터단층촬영(CT)이나 자기공명영상(MRI) 같은 장비를 이용해 어느 기관에 어떤 증상이 나타났는지 관찰하고 위치와 진행 상황에 따라 적절한 치료방법을 정한다.

하지만 미래에는 CT나 MRI보다 훨씬 고해상도로 몸속을 들여다볼 수 있는 데다가, 심지어 병의 원인이 되는 유전자까지 정확하게 알아낼 수 있다. 가령 ABC라는 유전자에 돌연변이가 생겨 암이 발생했다면 장기 이름 대신 'ABC변이 암'이라고 부를 가능성이 있다는 얘기다.

기계학습과 빅데이터 이용한 '닥터 AI'

"홍길동 환자는 ABC 유전자가 있어 암이 발생할 확률이 78.3664%다. 발병할 것으로 예측되는 시기는 2042년이며, A 수술 후 B 약물 치료를 10개월간 해야 한다."

미래에는 병에 걸릴 가능성과 증상이 나타날 시기, 그리고 이를 완치할 수 있는 정확한 치료법까지 제시하는 AI 의사가 등장하지 않을까.

이미 기계학습과 빅데이터를 활용한 의료용 AI는 우리 귀에 익다. IBM에서 만든 '닥터왓슨'이다. 2016년 말 가천대 길병원이 최초로 암 진단에 활용할 수 있는 '왓슨 포 온콜로지'를 도입한 이후, 국내에는 현재 총 7개 병원에 마련됐다.

왓슨은 전 세계에서 왓슨을 갖춘 병원들의 임상 데이터나 유전정보 데이터(왓슨 포 지노믹스의 경우), 의학적 자료, 의학 교과서, 저널에 실린 논문 등을 토대로 각 환자에게 적당한 치료법을 제시한다. 환자의 임상 데이터와 의학 분야 연구 성과 데이터가 많으면 많을수록 왓슨이 제시하는 치료법에 대한 정확도가 증가한다. 왓슨의 능력을 좌표로 설명하자면 x축으로는 암의 종류가, y축으로는 치료 방법이 매일 늘고 있는 셈이다.

이렇게 쌓이고 쌓이는 의료 정보들은 용량이 얼마나 될까. 프로스트 앤 설리번 전문가들은 '비전 2025-헬스케어의 미래' 보고서에서 현재 전 세계 의료 관련 데이터가 최소 150EB(엑사바이트) 정도일 것이라고 보고 있다. 1엑사바이트는 기가바이트(GB)의 약 10억 배다. 현재 흔히 볼 수 있는 대용량 메모리(1GB)가 10억 개나 필요하다는 얘기다.

이 방대한 양의 데이터는 곧 개인 정보다. 따라서 전문가들은 미래 스마트병원에서 의료 외의 가장 필요한 기술로 '사이버 보안 기술'을 꼽는다.

이 외에도 AI를 활용하면 빠르고 저렴하게 신약을 개발할 수 있을 전망이다. 신약을 하나 개발하기까지 평균 10년이 걸리며, 1조 원이 든다. 대부분 신약 후보 물질을 찾는 데에 소비된다.

전문가들은 지금까지 알아낸 모든 분자의 구조식과 약효, 치료할 수 있는 질병 등에 대한 데이터를 AI가 스스로 학습하도록 만들면, 추후 신약 후보 물질의 분자구조만 보고도 어떤 약효를 갖고 있을지 판단할 수 있을 것으로 보고 있다. 이렇게 골라낸 신약 후보 물질은 사람에게 적용해도 무해한지 임상 테스트만 거치면 되기 때문에 기존보다 훨씬 빠르고 저렴하게 신약을 개발할 수 있다.

건강한 수명 늘리는 '재생 재활 기술'

영화 〈백투더퓨처〉 시리즈에서는 미래에 다녀온 괴짜 박사가 온몸의 장기를 인공장기로 바꿔 다시 건강해졌다고 자랑하는 장면이 나온다. 이미 병에 걸렸거나 장기가 일부 손상됐더라도 새 장기로 바꿔 끼울 수 있다면 인류의 무병장수의 꿈도 이뤄지지 않을까.

이미 지금도 뇌사자나 사망자의 장기를 이식하는 수술이 이뤄지고 있다. 하지만 환자의 몸에 이식할 만큼 건강하게 살아 있는 장기를 구하기가 힘들 뿐만 아니라, 장기를 이식받은 환자의 몸에서 면역 거부반응이 일어날 가능성이 있다.

이를 해결하기 위해 과학자들은 먼저 사람 장기와 크기, 구조가 닮은 돼지 장기를 이식하는 방법을 떠올렸다. 돼지는 사람과 식습관, 생리적인 특성도 비슷해 이종 간 장기이식 연구에서 항상 1순위다. 그런데 사람과 돼지는 면역체계가 다르다. 그래서 돼지 장기를 사람 몸에 이식했을 때 면역 거부반응을 일으키지 않는 방법을 찾고 있다.

과학자들은 돼지 장기의 세포 표면에 있는 당 성분(알파 1, 3-갈락토오스)에 사람의 면역계가 반응한다는 사실에 주목해, 이 성분이 나타나지 않도록 돼지의 유전자를 편집하는 방법도 연구했다. 하지만 장기를 이식한 후 사람의 세포와 조화롭게 어울리지 못하는 세포성 거부반응이 일어날 수도 있기 때문에 실현되지 못했다.

최근 과학자들은 면역 거부반응이 아예 일어나지 않는 인공장기를 만들고 있다. 환자 본인의 세포나 성장인자를 재료(바이오잉크) 삼아 3차원으로 프린팅하는 것이다. 이렇게 찍어 낸 인공 심장이나 인공 폐, 인공 간 등 장기를 만들어 이식하면, 자기 세포로 만들었기 때문에 면역 거부반응이 일어나지 않는다. 이미 학계에서는 3D 프린팅으로 찍어 낸 인공 혈관이나 간 조직을 쥐에게 이식하는 실험에 성공한 바 있다.

장기뿐만이 아니다. 인공 코나 인공 귀, 인공 피부를 만들면 노화로 인해 손실된 감각을 되찾을 수 있을 전망이다. 최근에는 국내의 한 연구팀도 연골세포를 3D 프린터로 쌓아 인공 귀를 만드는 데 성공했다.

마음까지 치유하는 감성 로봇

흉터를 최소화하고 수술 성공률을 높이는 로봇으로 가장 잘 알려진 것이 미국 인튜이티브서지컬사의 '다빈치(dA Vinci)' 시리즈다. 이 로봇은 2000년 수술용으로서는 세계 최초로 미국 FDA 승인을 받고 본격적인 로봇 수술 시대를 열었다.

최근에는 수술 외에도 환자의 재활훈련을 돕거나(재활 로봇), 로봇이 실시간으로 체온, 맥박 등을 재고(헬스케어 로봇), 가족이나 친구처럼 외로움을 달래 주기도(감성 로봇) 한다.

재활 로봇과 헬스케어 로봇은 몸을 움직이기 불편한 환자가 비교적 쉽게 사용할 수 있게 하기 위해서 착용형으로 개발하고 있다. 하지만 아직은 너무 무겁고 딱딱한 것이 대부분이다. 미래에는 작고 가

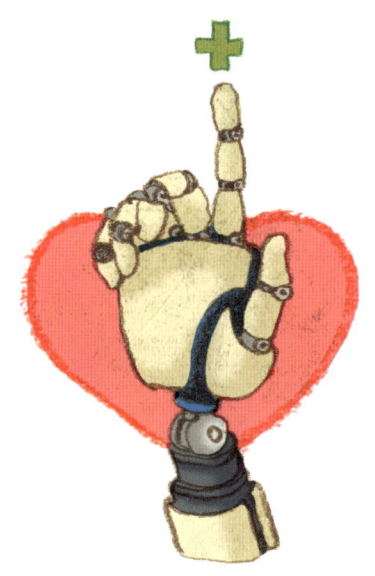

법고 부드러워서 몸에 지닌 채 활동하기가 좋은 착용형 로봇이 상용화할 것으로 보인다.

또 초고령화사회에 접어들면서 사람의 기분을 헤아리고 외로움을 달래 주는 감성 로봇도 상용화할 전망이다. 과학자들은 현재 음성인식과 빅데이터 기술을 토대로 간단한 대화가 가능한 AI에, 촉감이 부드러운 소프트 로봇 기술을 접목하고 있다.

독일 프라운호퍼연구소의 '케어오봇(Care-o-bot)'과 일본 소프트뱅크 로보틱스의 '페퍼'는 머리와 눈을 움직이고 사람처럼 팔과 손이 달려 있어서, 다른 로봇에 비해 훨씬 친근하고 귀엽다(아직 다리는 없고 바퀴로 이동한다).

그런데 다른 AI와 마찬가지로 사람의 말을 알아듣고 원하는 대답을 해 주는 실력은 '답답한 수준'이다. 사람마다 다른 문장력이나 어휘, 사투리, 발음에 따라 AI가 잘못 알아듣기도 하고, 기계 학습한 빅데이터에 정보가 없다면 동문서답을 하기도 한다. 그래서 오늘의 날씨나 주식 현황, 스포츠 경기의 점수, 검색 사이트에서 특정 단어를 검색한 결과 등 단순한 대화만 가능하다.

과학자들은 근미래에 훨씬 고차원적으로 지각하고 인지하고 행동하는 로봇이 나올 것으로 보고 있다. 지금보다 훨씬 발달한 AI와 더 많은 빅데이터를 이용해 스스로 판단하거나 기억하고, 컴퓨터 시뮬레이션과 최적화 기술을 이용해 사람만큼 로봇이 자유롭게 움직일 수도 있을 것이다. 그게 가능하다면 진짜 가족처럼 말벗이 돼 주거나 심부름을 해 주기도 하고, 놀아 주거나 함께 토론하는 역할까지도 할 수 있을 전망이다.

이 외에도 과학자들은 가상현실을 이용해 외상 후 스트레스 장애(트라우마, PTSD) 등 정신질환을 치료하거나, 뇌 부분에 전기 자극을 줘 떠올리기 싫은 기억은 지우고 죽어 있던 기억은 되살려 치매를 치료하는 등 기발한 아이디어를 실제 의학기술로 실현시키고자 하고 있다. 의학기술이 발달하는 만큼 미래에는 덜 아프고 더 젊고 건강하게 더 오래 살 수 있을까. SF 영화 속에서 상상으로만 가능했던 미래가 다가오는 만큼 로봇이나 기계, 컴퓨터가 아닌 사람만이 할 수 있는 능력도 중요해질 전망이다.

가령 지금도 점점 실현되고 있는 스마트병원에서는 환자의 편의를 돕기 위해 종이 차트와 X선 촬영 필름을 없애고 있는데, 오히려 병원을 많이 찾는 고령의 환자는 스마트폰이나 앱을 사용하는 것이 무척 번거롭고 어렵다. 전문가들은 의사와 문진하는 시간이 줄고 처방전을 온라인으로 전송받는 등 사람 간 커뮤니케이션이 줄어드는 탓에 소통이 어긋나거나 기분이 상하는 일도 잦아질 거라고 우려하기도 한다.

  더욱 쉽고 빠르고 성공적으로 병을 치료하기 위해 아날로그 방식이 점차 사라지더라도 환자의 마음을 여전히 잘 들을 수 있는 따뜻한 미래 병원이 찾아오기를 기대해 본다.

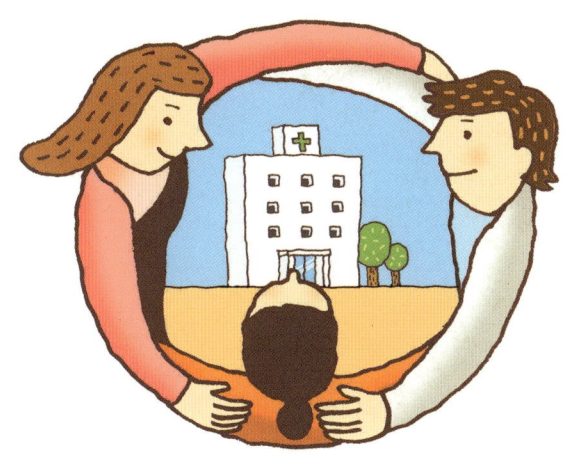

12.

100세 장수 시대와
노인 빈곤의 역설

한국 고령화에 놓인 가장 큰 문제는 은퇴자들이 미처 노후 대비를 하지 못해 노후 빈곤율이 높다는 사실이다. OECD 국가 중 노인 빈곤율이 가장 높다. 물론 노인 빈곤율은 재산에 상관없이 소득으로만 따지는 것이어서 과다하게 집계된 것은 사실이다. 그러나 빈 병 모으는 노인, 혼자 사는 노인 등 노인 빈곤은 이미 현실적인 문제가 됐다. 외국에서는 이런 늙은 한국이 처한 모습을 '긴 삶과 좋은 건강, 그리고 빈곤'이라며 '한국의 불평등 역설'이라고 칭한다.

100세 장수 시대와
노인 빈곤의 역설

조선일보 보건복지전문기자 김동섭

1. 우리 눈앞에 도래한 장수의 시대

100세 시대가 다가오고 있다.

인류가 꿈꾸어 오던 장수長壽의 시대가 꿈이 아니라 우리 눈앞에 도래하고 있다. 세계보건기구(WHO)는 2016년 한국에서 태어난 아기(남녀)의 기대수명이 82.7세로 전 세계 200여 개국 중 9번째로 높아질 것이라고 밝혔다. 한국인의 수명이 사상 처음으로 세계 10위권 내에 진입한 것이다. 남녀별로 보면 한국 여성의 기대수명은 85.6세로 세계 4위, 남성은 79.5세로 세계 19위다. 1970년대 기대수명이 62세에 그쳤던 것에 비하면 놀라울 정도로 수명이 길어졌다. 이렇게 수명이 길어진 국가는 전 세계에서 손가락으로 꼽을 정도다.

장수 시대를 판단하는 척도는 이 같은 신생아 수명보다 오히려 현재 노인들이 얼마나 더 오래 살 수 있느냐다. 이는 "지금의 60세는 몇 살까지 살 수 있을까"라는 WHO의 분석 결과를 보면 더욱 뚜렷하게 나타난다. 2016년에 60세가 된 한국인의 기대수명은 85.3세로 세계 7위였다. 신생아 기대수명 순위(9위)보다 오히려 더 높다. 60세인 사람의 기대수명이 85.3세라는 것은 얼추 계산하면 지금의 60세 중 40%가량은 85.3세까지 살고, 나머지는 85.3세보다 더 오래 산다는 것을 뜻한다. 적어도 큰 질병만 걸리지 않으면 90세까지 무난하게 살 수 있는 시대라는 의미다. 그래서 100세 시대가 열렸다는 말이 나오고 있는 것이다.

2. 100세를 향한 세계인들의 꿈

WHO 통계를 보면 앞으로 100세를 향한 장수의 꿈은 여성들이 남성들보다 더 먼저 이룰 것으로 보인다. 지금 60세인 여성의 평균 기대수명은 일본(88.9세), 프랑스(87.9세), 스페인(87.5세)에 이어 세계 4위(87.4세)를 차지하고 있다. 일본이 세계에서 유일하게 88세를 넘어 최장수 국가라는 왕관을 쓰고 있지만, 한국 여성과의 기대수명 차이는 고작 1.5세일 뿐이다. 주목할 것은 일본은 전년에 비해 기대수명이 겨우 0.1세 오른 반면, 한국은 0.3세나 높아졌다는 사실이다. 한국 여성은 기대수명이 지금도 여전히 빠른 속도로 증가하고 있는 것이다. 수명 연장 속도가 둔화된 일본 여성이나 프랑스 여성보다 한국 여성이 더 오래 사는 시기가 올 것이라는 얘기다.

반면 남성들의 기대수명은 아직 낮은 수준에 머물고 있다. 2016년에 60세가 된 남성의 기대수명은 호주, 캐나다, 뉴질랜드가 모두 84세를 넘어 3대 남성 최장수 국가이다. 그뒤를 프랑스, 스위스, 일본이 뒤쫓고 있다. 한국은 82.7세로 아직 세계 17위에 불과하다. 그러나 한국 남성의 기대수명은 2014년 세계 21위, 2015년 19위, 2016년 17위로 매년 빠른 속도로 다른 나라들을 쫓아가는 중이다.

기대수명이 점차 높아지는 추세이지만, 실제 100세를 넘게 사는 것은 쉽지 않다.

100세가 되는 것은 개인이나 가문의 영광이기도 하지만, 국가 차원에서 축하해 주는 것도 오래된 전통이다. 미국은 대통령 부부의 서명이 든 격려 카드를 보낸다. 영국과 스웨덴은 각각 여왕과 국왕 명의로 축하 전보를 띄워 준다. 일본은 1963년부터 총리의 100세 축하장과 함께 은으로 만든 잔을 선물한다. 일본은 100세 인구가 많아 은잔 제작비용이 너무 많이 들자, 은으로 도금한 잔으로 대체했을 정도다. 아일랜드에서는 아예 현금으로 2,540유로를 지급해 축하한다. 한국도 100세 기념으로 1993년부터 장수지팡이인 청려장을 지급해 왔는데, 2018년부터 대통령 부부의 서명이 든 축하 카드를 보내 주고 있다.

작년에 한국에서 100세를 맞은 이들은 모두 1,343명이다. 현재 100세가 되는 것은 그해 태어난 사람 중 평균 0.3% 정도로 알려졌다. 1,000명 중 3명만이 100세까지 산다는 얘기다. 그러나 100세 이상이 몇 명인지에 대해서는 정확하게 파악하기 힘든 상태다. 호적이나 주민등록 정리가 제대로 되지 않아 생년월일을 제대로 맞게 신고하지 않은 경우가 허다하기 때문이다. 대표적인 것이 행정자치부의 주민등록 통계이다. 100세 이상이 자그마치 1만 9,323명으로 나와 있지만, 대부분이 거주불명자로 되어 있고, 실제 거주자로 확인된 사람은

5,244명이라고 한다. 실제 거주자라고 해도 연령이 진짜 100세가 넘었는지는 의문이다. 이 당시는 진짜 연령과 4~5살 차이가 나는 경우가 허다하고, 담당 직원이 생년월일을 잘못 기재한 경우도 많았다는 것이 행정자치부의 입장이다. 이 때문에 주민등록에는 연령이 130세인 사람까지 존재할 정도다.

그나마 통계청이 5년마다 실시하는 인구센서스는 면접법을 통해 주민등록 나이가 아닌 실제 나이를 기준으로 정리한다. 통계청은 2017년 현재 100세 이상은 3,943명이고, 내국인만 따지면 3,908명이라고 밝혔다.

예전에는 100세까지 사는 사람들이 드물었고, 100세가 되면 명예관직을 내리거나 음식을 대접하는 잔치를 베풀어 왔다. 『조선왕조실록』에 보면 100세 이상은 조선 순조 때인 1831년에 55명, 고종 때인 1865년에 50명으로 기록되어 있다. 일제강점기에 처음으로 실시한 인구센서스에서 100세 이상은 38명이었고, 해방 직전인 1944년에는 465명이었다.

3. 한국인의 기대수명은 얼마나 늘어날까

한국인의 기대수명은 앞으로 얼마나 늘어나게 될까. 우리는 수명 개선에 대해 "오래 살게 됐구나", "수명 개선도 한계에 도달하겠지"라며 무덤덤하다. 하지만 외국에서는 한국이 앞으로 세계 최고의 장수국가가 될 것이라며 경의에 찬 눈으로 주시하고 있다.

우선 2017년 영국의 임페리얼 칼리지(Imperial college) 연구팀이 세계보건기구(WHO)의 자료를 토대로 프랑스·일본·캐나다·영국 등 35개 선진국의 미래 기대수명을 예측한 조사 결과를 보면 한국이 단연 으뜸이다. 이들은 2030년에 태어날 한국 여성이 세계에서 가장 오래 사는 여성들이 될 것이라고 전망했다. 한국 여성이 사상 처음으로 평균 수명이 90세를 넘을 것이라고 보았다. 한국 여성이 90.82세로 가장 높고, 프랑스(88.6세), 일본(88.4세), 스페인(88.07세), 스위스(87.7세) 순이라는 것이다.

남성 수명도 마찬가지다. 2030년에 태어날 한국 남성 수명이 84.07세로 세계에서 가장 높아질 것이라고 내다봤다. 한국, 호주, 스위스 3개국이 상위 3대 장수 국가이고, 이어 캐나다, 네덜란드 순이 될 것으로 예상했다. 한국이 남녀 공히 모두 세계 최장수 국가가 된다는 놀라운 예측이다.

그러나 정작 한국 통계청의 발표는 이보다 훨씬 낮다. 2030년 기대수명이 남성은 82.6세, 여성은 87.7세가 될 것으로 추정하고 있다. 통계청은 기대수명을 내는 방식 차이에 따른 것이라고 설명한다. 다만 기대수명은 현재 예상 수명치를 연장해서 그래프를 그리는데, 그동안 살아온 과정이 다르기 때문에 실제는 예상 수명치보다 높아질 수 있다고 한다.

영국 대학 연구팀의 예상치는 어떤 근거에서 나온 것일까. 이들은 한국인이 평균 체질량지수(BMI)가 낮아 비만율이 낮다는 사실과 혈압이 다른 국가의 시민들보다 낮다는 점에서 출발한다. 한국인의 기대수명이 증가한 것에 대해 초기에는 어린이와 성인의 감염병으로 인한 사망이 감소했고, 최근에는 만성질환에 의한 사망이 줄었음을 든다. 한국은 경제 성장에 따라 소아기와 청년기의 영양이 개선되고, 1차·2차 의료 서비스에 대한 접근성 확대, 새로운 의료기술의 신속한 확장이 수명 연장을 촉진시켰다는 것이다. 또 여성의 흡연율 감소와 암·심혈관질환의 사망률 개선 등도 주요 원인으로 들었다. 이 밖에 경제 및 사회적 지위의 향상, 도로 교통사고 사망률 감소와 심각한 질병에 대한 예방과 생존율 개선, 영아사망률이 낮은 고품질 의료 시스템을 꼽고 있다. 일본도 여전히 비만율이 낮고 혈압도 낮지만, 이미 식단 등이 서구화되면서 수명 연장 효과가 적어지고 있다고 진단했다. 한국도 일본처럼 비만율이 높아지고 고혈압자들도 늘어나고 있는 추세이지만, 그에 아랑곳없이 경제 성장에서 한강의 기적처럼 수명 연장의 기적도 한국에서 이뤄질 것이라는 진단이다.

일부에선 한국 고유의 식단을 장수 비결로 꼽기도 한다. 김치가 유산균이 많은 데다가 비타민 함유량도 많고, 음식이 덜 달다는 점도 장수에 유리하다고 지목한다. 이런 점에서 한국의 음식문화도 K-pop처럼 장수 음식으로 세계의 귀중한 자산으로 평가받을 기회가 곧 올 수 있다.

4. 수명 상승 혁명기로 들어선 한국

이처럼 장수 시대를 맞아 가장 먼저 반응을 보이는 곳은 생명보험 회사들이다. 생명보험이나 연금 상품은 수명이 늘어나면 가입자들이

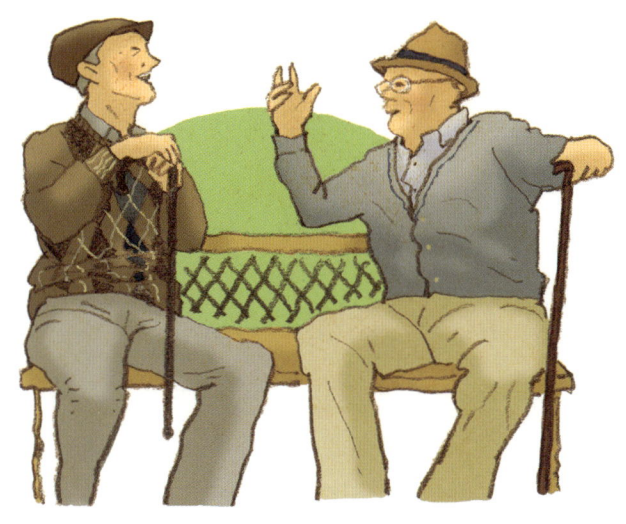

내는 보험료와 사망 후에 받을 보상금이나 노후 연금액을 새로 설계해야 하기 때문이다. 생명보험은 오래 살면 사망하는 시기가 그만큼 늦어지므로 보험료를 적게 내도록 설계한다. 반면 연금보험은 오래 사는 만큼 오랫동안 지급해야 하므로 매월 받는 돈을 크게 깎는 방향으로 고친다. 보험회사들은 이런 기대수명 작업을 생명표를 통해 결정한다.

생명표는 "지금 60세는 몇 살까지 살 수 있을까?", "1990년생은 70세까지 몇 사람이 살 수 있을까?"라는 의문에 해답을 주기 위해 작성된다. 즉 현재 사망 수준이 그대로 지속된다면 현재 연령에서 얼마나 더 살 수 있을지를 통계적으로 정리해 통상 5년마다 한 번씩 개정한다. 하지만 한국은 최근 5년에서 3년으로 개정 주기를 앞당겼다. 한국인의 기대수명이 예상보다 빠른 속도로 높아져 3년마다 고치게 됐을 정도다.

한국인의 수명이 얼마나 빨리 연장되는지 보험회사 생명표를 살펴보면, 1988년 기대수명과 비교해 2019년 기대수명이 20년 만에 남성은 15.65세, 여성은 11.05세가 높아졌다.

한국인의 수명은 언제부터 이렇게 높아진 것일까. 통계청이 기대수명을 공식적으로 집계하기 시작한 1970년대부터 살펴보면 놀라운 흐름을 발견할 수 있다. 1980년부터 1991년까지 12년간 빠짐없이 한 해에 0.5~0.6세씩 증가했다. 기대수명이 2년마다 꼬박꼬박 한 살 이상씩 증가한 것은 세계 어느 나라에 견줘 봐도 유례없는 기록이다. 실로 폭발적인 '수명 상승 혁명기'라고 부를 수 있다.

이처럼 혁명적인 수명 상승기를 맞이하게 된 데는 여러 요인을 꼽을 수 있다. 우선 1977년 의료보험 도입이 주요한 요인으로, 수명은 1977년 이전과 1977년 이후로 대별된다. 1970년대 10년간 신생아 기대수명의 상승 폭은 3.3세였다. 그러나 의료보험이 도입된 이후인 1980년부터 10년간은 5.1세로 그 이전 신생아의 기대수명보다 배 가까이 증가했다. 의료보험 도입으로 대다수 국민들이 값싼 의료 혜택을 받게 되면서 수명이 폭발적으로 늘어났다는 반증이다. 정부가 1977년 건강보험을 500인 이상인 직장을 상대로 처음 시작했다. 이후 10년간 공무원·교직원을 대상으로 건강보험 대상을 넓혔고, 직장인도 100인 이상 사업장까지 확대한 효과가 주효한 것으로 분석된다. 특히 1980년대는 '한강의 기적'이라는 경제 성장의 과실을 수확하던 시기로 상·하수도 시설 완비, 공공의료기관 확대 등 건강 유지를 위한 공공 인프라도 구축되었고, 경제 발전에 따른 의료비 지출 증대가 수명 연장이라는 결실을 맺은 것으로 평가된다.

1990년대 10년간은 1980년대에 비해 수명 연장 폭은 줄었지만, 증가 추세는 여전해 10년간 3.8세가 증가했다. 정부가 건강보험을 농어촌지역(1988년), 도시지역(1989년)으로 의료보험을 확대하던 시기다.

2000년대 들어와 또 한 번의 수명 상승 시대를 맞게 된다. 2000년대 들어와 10년간 4.0세가 높아졌다. 1980년대에 비하면 낮았지만, 1990년대의 3.8세 증가보다는 높아졌다. 일반적인 그래프를 그렸다면 2000년대도 1990년대의 연장선상에 포함돼 3.8세 유지나 소폭 하락으로 예견할 수 있었겠지만, 실제는 그보다 수명 상승이 더 큰 폭으로 일어났다. 이 시기는 무의촌 해소를 목적으로 전국 각 시도에 의과대학을 증설해 이때부터 의사들이 대거 쏟아져 나오게 됐다. 또 건강검진 등으로 암의 조기 예방이나 발견, 조기 치료가 가능해졌다. 의료 접근성이 놀라울 정도로 향상되던 시절이다.

특히 이 시기를 주목하는 것은 고령층의 수명 개선 효과가 집중적으로 발휘됐기 때문이다. 60세의 기대수명을 보면 그 이전까지는 매년 0.1~0.2세씩 기대수명이 상승했는데, 2000년대에 들어와서는 매년 0.3~0.4세씩 급증했다. 신생아의 기대수명 개선 효과에 이어 20년 뒤에는 고령층의 기대수명 연장 효과를 맛본 셈이다.

5. 저출산, 고령화의 인구 대변혁기가 빚어낸 불평등의 역설

이 같은 기대수명 상승은 장수 국가라는 축복 세레머니를 받게 됐지만, 급속한 고령화에 따른 부담도 함께 걸머지게 됐다. 단순히 수명 연장만 온 것이 아니라 저출산을 동반한 고령화로 인구 대변혁기에 처하게 된 것이다.

2020년에는 한 해 태어나는 아기 수가 30만 명에 불과한데, 한 해 노인이 되는 숫자는 40만 명을 넘어서게 된다. 한 해 새롭게 노인 대열에 추가되는 사람이 신생아 숫자보다 더 많아지는 기현상이 발생하는 것이다.

우선 한국에서 가장 큰 인구집단인 720만 명의 베이비부머(1955~1963년생)들이 2020년부터 65세에 접어들어 집단 고령화의 길로 들어선다. 10년 후인 2030년부터는 베이비부머들이 75세로 진입하면서 한국은 늙은 국가로 빠르게 변모해 간다.

통계청에 따르면 65세 이상 노인은 2000년만 해도 전체 인구의 3.4%에 불과했다. 2019년은 768만 명으로 6.7명당 한 명꼴(14%)이다. 2025년에는 1,000만 명을 넘어서면서 5명 중 한 명꼴인 사회로 바뀌게 된다. 2042년은 17.4%, 2050년에는 4명 중 한 명꼴을 차지할 것으로 전망된다. 2069년에는 한국은 두 명 중 한 명(46.5%)이 65세 이상 노인이 되는 사회가 된다는 것이다. 앞으로 50년 뒤에 벌어질 일로 현재 15세 중학생이 맞닥뜨릴 머지않은 미래다.

이 같은 노인 인구의 폭발적 증가로 당장 곤경에 처할 것은 건강보험 재정과 국민연금 재정이다.

65세 이상 노인은 0~64세가 쓰는 진료비의 3배를 쓴다. 노인이 늘면 고혈압·당뇨·관절염 등 만성질환자가 급증하고, 약 사용량이 크게 늘어나기 때문이다. 65세 이상이 1,000만 명이라면 건강보험 재정에서는 3,000만 명이 존재하는 것과 마찬가지가 된다. 결국 노인들의 의료비를 대려면 건강보험료를 매년 크게 올릴 수밖에 없다. 돈을 내야 하는 젊은 세대 숫자는 크게 줄어 가는데 혜택을 받아야 하는 노인들은 기하급수적으로 늘어난다. 이는 필연적으로 세대 갈등을 불러올 수밖에 없다.

국민연금도 마찬가지다. 현재 내는 보험료 수준에서 예상되는 고갈 시기가 2057년이다. 고갈 시기를 늦추려면 국민연금 보험료도 대폭 올려야 한다. 보험료 올리는 시기를 늦출수록, 보험료를 조금씩 올릴수록 손자 세대들이 부담해야 할 부담은 커지게 된다. 정부는 재정 고갈이 되면 부족분을 정부가 책임지겠다고 말을 하지만, 실제 그런 시기가 오면 감당할 여력이 있는지 불투명하다.

연금 전쟁은 공무원연금부터 시작될 수 있다. 2000년부터 적자가 발생한 공무원연금은 퇴직자들에게 지급할 연금액 부족분을 매년 정부에서 지원하고 있다. 현재 국가가 지원하는 적자보전금은 한 해 2조 원대이지만, 앞으로 적자폭이 매년 커지면서 '밑 빠진 독'의 신세에 놓이게 된다. 이렇게 되면 퇴직 공무원들에게 매월 평균 250만 원대의 연금을 주려고 세금에서 매년 2조, 3조, 5조 원씩을 계속 대야 한다. '연금 귀족'에 대한 국민들의 동의를 얻기 점차 어려워질 것이다. 사학연금도 재정 적자에 빠지게 되면 국가 보장론을 들어 정부에 손을 벌릴 것은 당연하다. 사학연금은 정부가 일정액을 교사 인건비로 지원하고 있기 때문에 정부도 일단의 책임이 있다.

더욱이 한국 고령화에 놓인 가장 큰 문제는 은퇴자들이 미처 노후 대비를 하지 못해 노후 빈곤율이 높다는 사실이다. 한국은 OECD(경제개발협력기구) 국가 중 노인 빈곤율이 가장 높다. 물론 노인 빈곤율은 재산에 상관없이 소득으로만 따지는 것이어서 과다하게 집계된 것은 사실이다. 그러나 '빈 병 모으는 노인', '혼자 사는 노인' 등 노인 빈곤은 이미 현실적인 문제가 됐다. 외국에서는 이런 늙은 한국이 처한 모습을 '긴 삶과 좋은 건강, 그리고 빈곤'이라며 '한국의 불평등 역설'이라고 칭한다.

이 때문에 현재 65세 이상 노인들에게 월 25~30만 원을 지급하는 기초연금은 재정 확보가 발등의 불이 되었다. 기초연금은 이미 한 해 예산액이 11조 원을 넘어섰고, 이번 정권 말에는 30조 원에 육박한다. 단군 이래 최대의 복지사업이라고 할 만하다.

6. 장수 시대가 만드는 한국의 미래

혼자 사는 노인들이 크게 늘어나고, 우울증 환자가 늘어나고, 노인 자살률도 높아지고 있다.

혼자 사는 노인 가구는 현재 전국 전체 가구 중의 7.4%이다. 13.5가구마다 한 가구가 노인이 혼자 산다는 것은 다른 나라에서도 찾아보기 힘들 정도로 높은 수치다. 노인 가구만 살펴보면 3가구 중 한

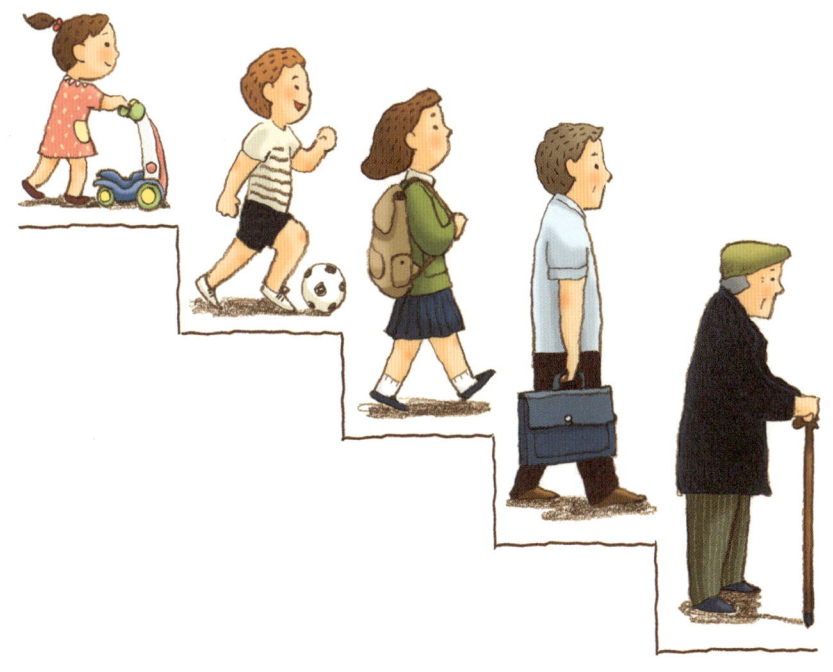

가구꼴(33.8%)일 정도로 높다. 이처럼 노인이 혼자 사니 고독할 수밖에 없고, 우울증 환자가 많아질 수밖에 없다. 또 고독감과 경제난에 노인 자살은 늘어 전체 자살자 4명 중 한 명꼴(27.1%)이다.

산업화 시대 평생 일만 하고 살아온 나머지 가족과도 소원해져 이혼 위기에 노출되어 있다. 이혼은 1990년대만 해도 결혼한 지 몇 년 안 돼 성격 차이로 일찍 헤어지는 것이 대다수였다. 30대 이혼이 전체 이혼의 절반을 차지하고 60세 이상은 고작 2%에 그쳤다. 노년에는 그동안 살아온 것이 아깝고 고운 정 미운 정 들어 참고 지내는 것이 미덕이었던 셈이다.

그런데 2000년대 들어와 이혼은 젊은이가 아니라 은퇴기와 겹치는 50대 후반에 닥치고 있다. 55세 넘어 이혼하는 경우가 1990년에는 전체 이혼 가정의 3.7%에 불과했으나, 2017년에는 전체의 26.9%로 증가했다. 30대 이혼(20.9%)을 오히려 앞질렀다.

노인의 급증은 노인들의 정치적 위상을 높이고 선거의 양상도 노인에 의한 선거로 바뀌게 된다. 2017년 대통령선거에서 60세 이상은 전체 유권자의 24.4%로 가장 많았고, 40대, 50대, 30대 순이었다. 그런데 60세 이상은 투표율이 높아 실제 투표에서는 60세 이상이 25.1%를 차지했다. 50대도 투표율이 높아 실제 투표자는 40대를 앞질렀다.

차기 대통령선거가 치러질 2022년에는 60세 이상 비율이 전체 유권자의 29.2%로 높아진다. 50대는 19.4%, 40대는 18.3% 순이 된다.

2027년 대선에서는 지금과 전혀 달라진 유권자 분포로 선거 분위기가 크게 바뀐다. 60세 이상이 3명 중 한 명(34.6%)으로 노인에 의한 선거가 된다. 2030세대(30.2%)를 앞지르고, 4050세대(35.7%)에는 약간 못 미치지만 60세 이상은 투표율이 높아 실제 투표에서는 명실상부한 노인에 의한 선거로 바뀌게 된다. 결국 선거는 노인 복지정책이 우선시되고, 노인 복지 삭감 같은 것은 꿈도 꾸지 못하는 세상이 될 것으로 보인다.

노인이 주도하는 선거의 초점은 정파적 개념이나 지역감정보다 더 강력하다. 부익부빈익빈의 빈부 격차 해소가 노인 복지 향상이나 기존의 노인 복지 수호로 맞춰질 것은 뻔하다. 노인 유권자가 많으니, 후보자도 노인이 많아지고, 공약도 그런 쪽으로 흘러가게 된다. 이 같은 노인에 의한 선거는 세대 갈등을 불러오기 십상이다. 하지만 세대 갈등이 심해져도 노인 표의 위력을 느낄 정치권은 노인 편에 손을 들어 주지 않을 수 없게 된다. 이것이 바로 장수 시대, 고령화가 그려 내는 한국의 미래다.

행복한 100세 시대

초판 1쇄 발행일 | 2019년 5월 30일

지은이 | 강은애, 김기웅, 김동섭, 김동현, 김주성, 박상철, 서정주,
　　　　유형준, 이윤경, 이정아, 임준, 정용진, 정진영, 황세희
펴낸이 | 정기현
펴낸곳 | 국립중앙의료원

편집 | 황세희
제작 | 구상나무
일러스트 | 엄유진
북디자인 | 꼬리별

출판등록 | 제2016-000060호
주소 | 서울특별시 중구 을지로 245 국립중앙의료원
전화 | 02-2276-2337
팩스 | 02-2276-2319

ⓒ 국립중앙의료원, 2019

ISBN 979-11-958305-8-9 03510

*이 책은 저작권법에 따라 보호를 받는 저작물이므로 무단 전재와 복제를 금합니다.
*잘못된 책은 바꾸어 드립니다.
*책값은 뒤표지에 표시되어 있습니다.

이 도서의 국립중앙도서관 출판예정도서목록(CIP)은
서지정보유통지원시스템 홈페이지(http://seoji.nl.go.kr)와
국가자료종합목록 구축시스템(http://kolis-net.nl.go.kr)에서 이용하실 수 있습니다.
(CIP제어번호: CIP2019019223)